寝たまま10秒 一生持続する「ねこ背矯正ストレッチ」

猫背矯正専門治療院
V-Style代表

小林篤史

PHP

はじめに　少しの矯正努力で正しい姿勢は取り戻せる！

私は、予備群を含めて日本人の約8割は「ねこ背」だと思っています。こう聞くと「えっ、本当？」と思う方もたくさんいらっしゃるでしょう。でも、それほど多くの方が「ねこ背」であるにもかかわらず、無自覚に毎日を過ごしているのです。

「ねこ背」は現代の生活習慣病のようなものです。

パソコンやスマートフォン（スマホ）などの普及により、画面を見る時間が増えたと感じる方は多いのではないでしょうか。これらは便利なツールですが、長時間の使用によって悪い姿勢を続けることになり、その結果、体のどこかに負担やストレスをかけています。はじめは筋肉の強《こわ》張《ば》り程度だったものが、やがて凝りに変わり、結果的に「ねこ背」を引き起こしてしまっているのです。「ねこ背」が定着すると「ねこ背の姿勢でいることが楽」になるため、ご自身の姿勢の悪さに気がつかない方も少なくありません。

また、歳を重ねるにつれて、筋肉は量、伸縮性がともに低下します。特に年配の方に「ねこ背」が定着、悪化しやすいのはこのことが原因の一つと考えています。この筋肉の伸縮機能が正常に働くように日頃から少しずつ心がけることで、ご自身で「ねこ背」を矯正することは可能になるのです。

「ねこ背」の悩みで来院される患者様には、「毎日、自分の姿勢をチェックしてもらうこと」から治療をスタートします。

なぜなら「ねこ背」の矯正は毎日の積み重ねが大切だからです。自分が「ねこ背」だと認識できないと、「ねこ背」を改善するのは難しいでしょう。「自分は大丈夫」と思っている人は「ねこ背」と真剣に向き合いませんから。

本書は、「一生持続するねこ背矯正」をテーマに執筆しております。その効果を実感していただくためにも、読者の皆様の最初の意識改革が大事だと私は考えています。本書で紹介している、寝ながらできるねこ背矯正ストレッチは、1ポーズ10秒でしっかりと「ねこ背」の根本原因にアプローチできるものばかりです。長年の「ねこ背」の蓄積によって低下した体本来の機能を取り戻せば、「背すじピン！」がずっと続く美しい姿勢を保つことが可能になります。「ねこ背は自らの手でよくなる」という意識を持って取り組んでください。

まず、「ねこ背」を作ってしまう仕組みを知り、その理由を学んでいただきたいと思います。そうすれば、普段のストレッチとほんの少しの心がけで姿勢は改善できるということが分かり、そして、朝と夜の寝た状態で短い時間にできるストレッチがより楽しくなるはずです。

体が変われば、心も変わります。ご自身の姿勢に目を向けたこの瞬間から、ぜひ「ねこ背矯正ストレッチ」を体感してみてください。


猫背矯正専門治療院V-Ｓｔｙｌｅ代表　小林篤史

寝たまま10秒　一生持続する「ねこ背矯正ストレッチ」　もくじ

1章

どうして「ねこ背」になってしまうのか？

2章 寝たままストレッチで「ねこ背」がよくなる！

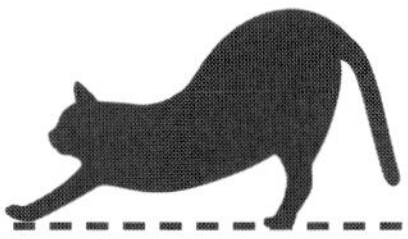

3章

一生「背すじ」をピンと保てる習慣

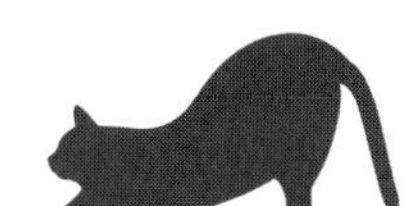

装幀	村田　隆（bluestone）
撮影	安井勇吾（七彩工房）
モデル	早耶花（イアラ）
ヘアメイク	福井乃理子（シードスタッフ）
スタイリング	梅本亜里（シードスタッフ）
衣装協力	イージーヨガ（イージーヨガジャパン）☎03-3461-6355
本文イラスト	小関恵子
編集協力	中村悠希
	木之下潤
本文デザイン・組版	朝日メディアインターナショナル株式会社

1章

どうして「ねこ背」に
なってしまうのか？

「ねこ背」になる原因は？

誰でも「ねこ背」予備群

人は年齢を重ねるほど「楽な姿勢」を取ってしまうことに歯止めがきかないものです。

・楽な姿勢で立つ
・楽な姿勢で座る
・楽な姿勢で歩く

など、日常生活に目を向けると、自分では気づかない姿勢の癖が見つかります。たとえば片足に重心がかかった状態で立っていたり、足を組んで座っていたり、すり足で歩いていたり……。

もともと人間は、四足歩行から二足歩行になったといわれています。四足歩行と二足歩行、どちらのほうが不安定な状態かはお分かりいただけるかと思います。

そのため、人は寝ている時間以外は常に不安定な状態で過ごしているといえるでしょう。しかし、体はよくできていて、関節や筋肉などのさまざまなパーツの機能を最大限に発揮し、お互いを連動させることによって、二足歩行の生活が実現できるようにバランスを保っています。

若い頃は体のそれぞれのパーツが十分に機能するため、バランスが崩れることはありません。また、ケガなどをしても細胞が活発なため、回復が早いものです。

ところが、歳を取ると筋肉や関節は衰え、

ケガもしやすくなります。そうすると、その負担やトラブルを抱えた部分をどこか違うところでカバーしようと補正力を働かせてバランスを取るため、姿勢に歪《ゆが》みが生じます。その症状が楽な姿勢として現れるのです。

この歪んだ楽な姿勢が「ねこ背」です。

人間の体はとても優れているので、「ねこ背」でも問題なく日々を過ごせるようにバランスを取ることができます。だからこそ、**「ねこ背には自覚症状がない」**のです。

私の治療院にいらっしゃる方は、結果として「ねこ背」が原因で体のどこかに不調を訴える人がほとんどです。これまでさまざまな患者様を診察していますが、約8割の方は「ねこ背」、あるいは「ねこ背予備群」です。

ねこ背が原因で起こる体のトラブルは、頭痛、内臓疾患、ホルモン分泌の不具合、不眠などの症状として現れることもあります。

また、パソコンやスマートフォン（スマホ）の普及により画面を見て前かがみになることも多くなっています。

こうしたいろいろな事柄によって、気づかぬうちに多くの人が「ねこ背」の原因を作っています。

あなたは毎日、鏡の前で「姿勢」のチェックをしているでしょうか？　まずは、「意識する」ことが肝心です。本書を読み進める前に、ぜひ今一度、ご自身の現状の姿勢を鏡で確認してみてください。

ねこ背矯正の第一歩

鏡の前に立ち、今の自分の姿勢をチェックしましょう。

「ねこ背」と「骨盤」の深い関係

根本の原因は骨盤の歪み

人はついつい気づかぬうちに楽な姿勢を取ってしまい、「ねこ背」であることに自覚症状がありません。

特に女性は「内股」になってしまう人も多いのではないでしょうか？

内股になると骨盤が前に倒れ、お尻が突き出てしまいます。そうなるとお腹を出してバランスを取り、上半身を後ろに戻すために反り腰になってしまいます。私は、人間がこのようにしてバランスを取る仕組みのことを**「凸凹《でこぼこ》の法則」**と呼んでいます。

人間の体が優秀すぎるがゆえに起こるこの凸凹の法則が、「ねこ背」に気づかない原因でもあります。

人間の体は足、お尻まわり、胴まわり、胸まわり、肩まわりと首、頭、手が連結しています。複雑な構造をしていますが、大枠として人は下半身と上半身と頭とで構成されています。

そして、全体のバランス調整のポイントが骨盤なのです。

骨盤は下半身と上半身とが連結している、いわば「人間の体の土台となっている」パーツです。

人は40歳を過ぎると筋肉が衰え、さまざまなパーツをバランスよく支えることが徐々に

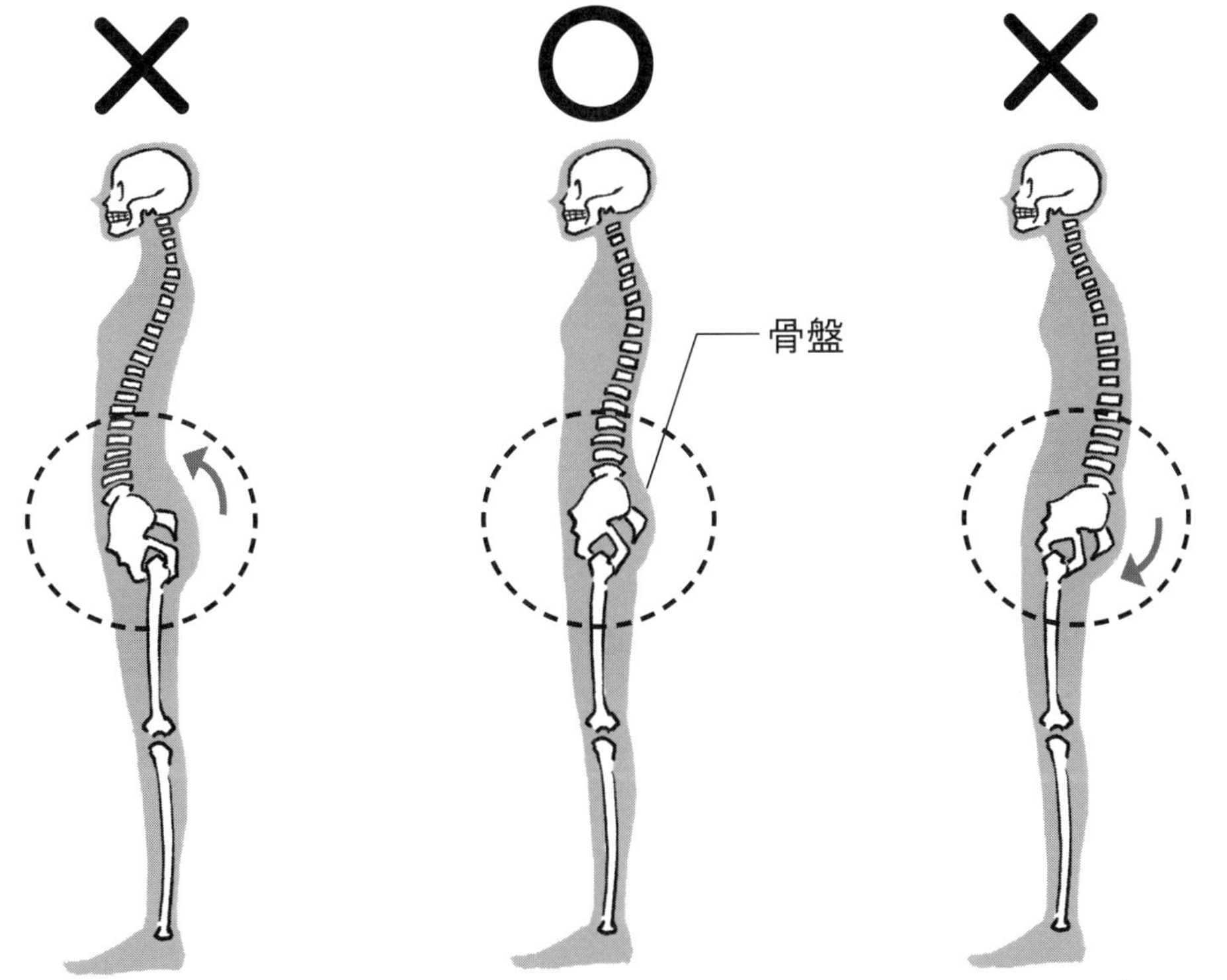
×
○
×
骨盤
骨盤が
前傾している
骨盤が
正しい位置にある
骨盤が
後傾している

難しくなっていきます。最終的に、体全体のバランス調整は骨盤が引き受けることになるので、**「ねこ背」の人は骨盤が前傾したり、後傾したりしています。**

私は、これまで多くの患者様を診てきましたが、骨盤の歪みを治すと、体の不調がなくなったという事例を数多く経験しています。家の構造と同じで、土台が歪むと全体が崩れてしまうのです。

骨盤の歪みは認識しづらいのですが、たとえば無意識に手が前に出たり、お尻やお腹が突き出たり、ひざが伸ばせなかったり、といった症状がある人は骨盤が歪んでいるシグナルを発しています。

ねこ背矯正の第一歩

「骨盤」は人間の体全体を支える土台だと知りましょう。

骨盤と股関節の仕組み

股関節の動きと歪みの関係

骨盤が体の土台の中心となり、バランスを左右するからこそ、その安定性を保つことは最重要事項です。

だから、骨盤の動きに関わる関節や筋肉の動きは、体の土台を安定させる大きな役割を担っています。**そのなかでも骨盤と二人三脚で体のバランスを取っているのが「股関節」です。**

股関節は、体重を支える足の動きに関与しているため、特にその可動域にトラブルを抱えてしまうと、骨盤の安定性にも影響を及ぼします。

そのトラブルの大きな原因が、筋肉の凝りです。

凝りは筋肉の伸縮性を悪くするため、動作の範囲を狭めます。それが骨盤の動きに直接関係する**腸腰筋**《ちょうようきん》などの筋肉だったり、股関節の動きに関わる**大腿**《だいたい》**四頭筋**《しとうきん》や**ハムストリングス**といった筋肉だったりすると、土台を根本から揺るがすトラブルになるので体全体が不安定な状態になります。

40歳を過ぎると、筋肉は次第に減るとともに硬くなるため、当然、筋肉の動きそのものが鈍くなってしまいます。

つまり、股関節の可動域が狭まり、バランスも取りにくくなっていってしまうのです。

骨盤

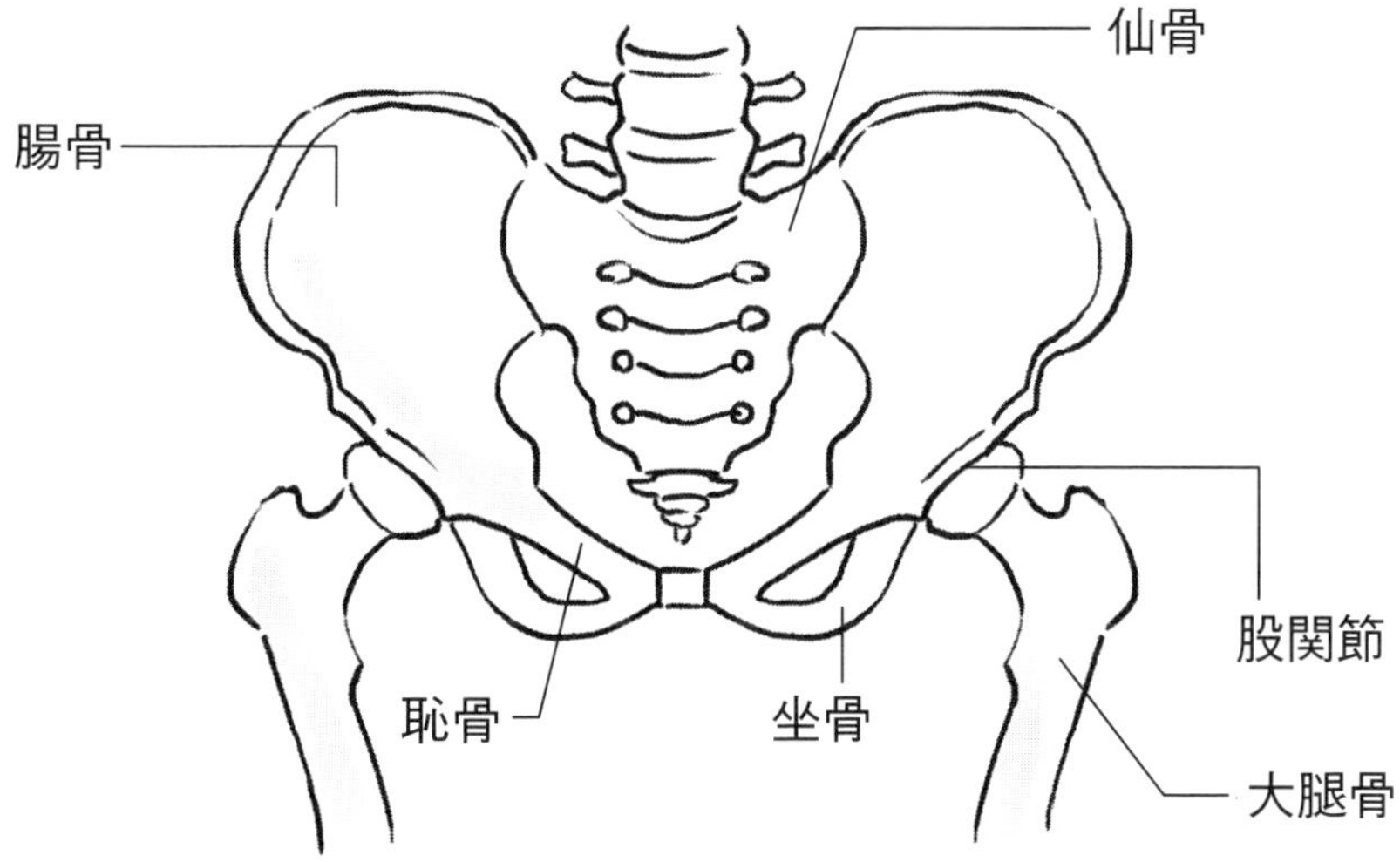

仙骨
腸骨
股関節
恥骨
坐骨
大腿骨

骨盤周辺の主な筋肉

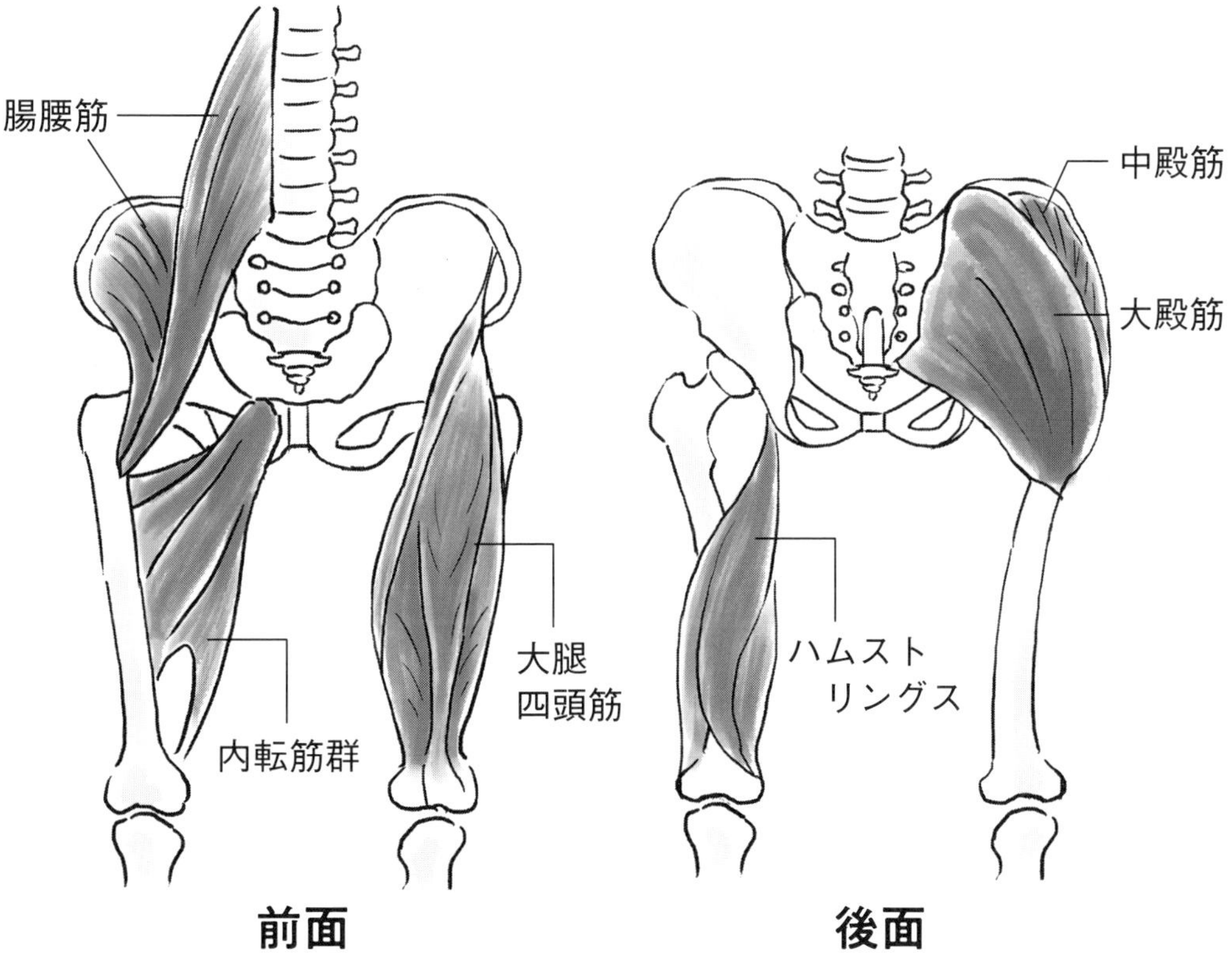

腸腰筋
大腿
四頭筋
内転筋群
前面
中殿筋
大殿筋
ハムスト
リングス
後面

姿勢は「形状記憶」されている

ねこ背に戻るのは悪い形状記憶のせい

・背中が丸まっている
・あごが上下している
・肩が内巻きになっている
・腰が曲がっている
・一方の肩が下がっている

など、「ねこ背」の人は、特に「腰から上」の部分に症状が現れているように見えることが多いものです。

ただ、私は通常、「骨盤から下」の部分をチェックします。なぜなら**「ねこ背」の原因は骨盤に関わる部位に負担やトラブルを抱えていることがほとんど**だからです。

たとえば、「ねこ背」の人の多くは太ももの前側の筋肉や後ろ側の奥にある筋肉が強《こわ》張《ば》ったり凝ったりしています。そして、この筋肉の固まりこそがねこ背改善の天敵です。

そういった強張りは、筋肉が縮んだ状態でなかなか伸びず、スムーズな伸縮機能が働いていないシグナルです。そこが悪化すると凝りになります。

筋肉の伸縮性が悪くなれば関節の可動域が狭くなるため、それをほかの部分で補正しようとします。**それが結果的に上半身の歪みとして現れるのです。**

しかし、繰り返しお伝えしているとおり、

ねこ背は形状記憶されている

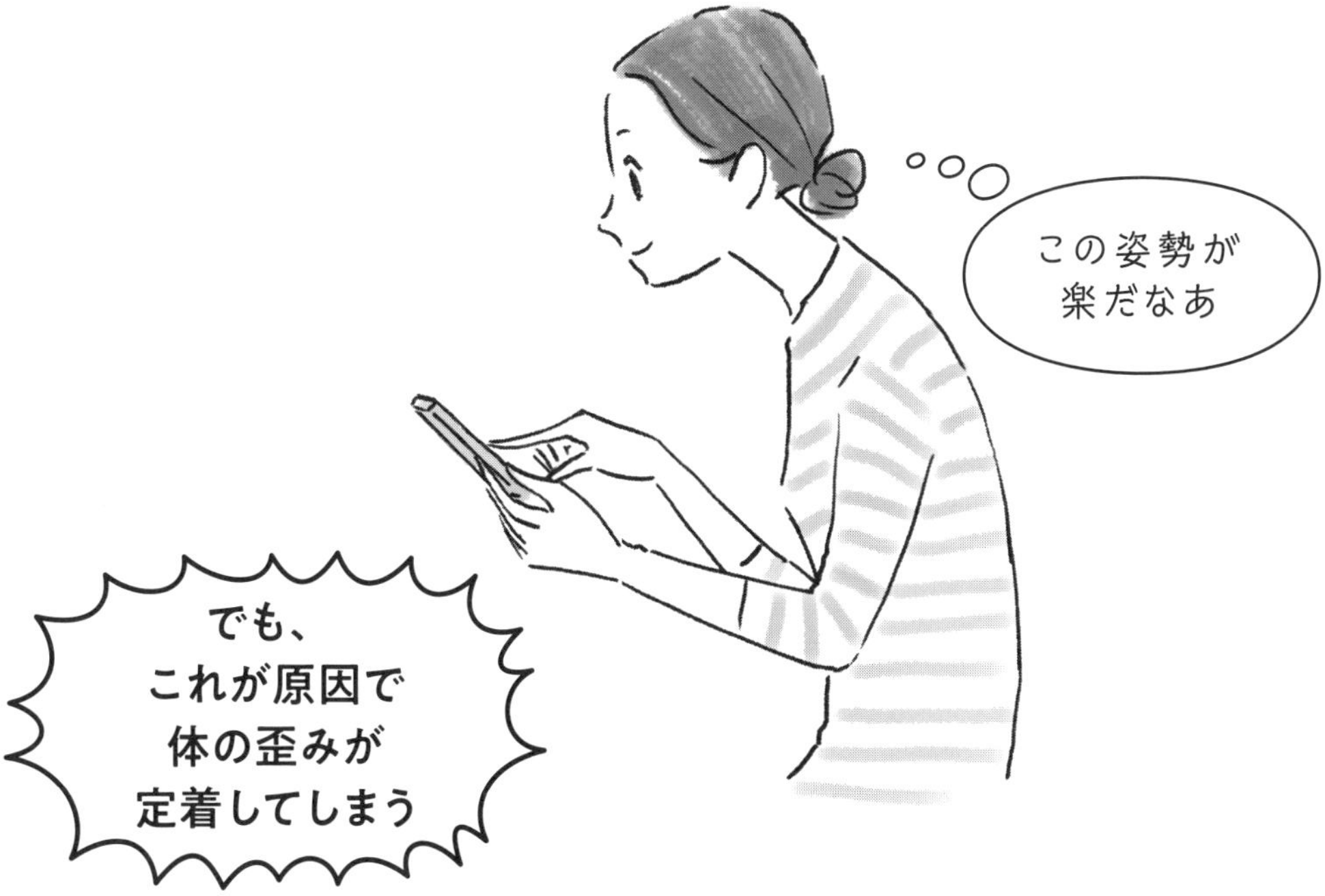
この姿勢が
楽だなあ
でも、
これが原因で
体の歪みが
定着してしまう

予備群も含めて多くの人が「ねこ背」であるのにもかかわらず、そのことに気づいていません。「ねこ背」そのものが「楽」だと、すでに体に「形状記憶」されているのです。

それを解消するには、**まず骨盤に関わる筋肉の強張りと凝りをほぐすこと**が先決です。

この強張りや凝りが本来の自分が持つ関節の可動域を狭める原因になっているので、それを解消することで、正しい姿勢を取り戻すことが可能になるのです。

ねこ背矯正の第一歩

悪い姿勢に戻りやすいのは、「ねこ背」が形状記憶されているから。骨盤まわりの筋肉の強張りと凝りを解消して、正しい姿勢を取り戻しましょう。

一生持続するねこ背矯正の秘けつ

体の誤作動と歪みを改善する！

人間の体は優秀ですから、体のどこかに負担やトラブルを抱えたら、無意識に補正力が働いてカバーをします。それが長く続けばその悪い状態が形状記憶され、体の歪みへと悪化してしまう仕組みです。

予備群を含め、日本人の約8割は「ねこ背」だといいましたが、そのほとんどの人が気づいていません。なぜなら、先にも述べたとおり、体が勝手に補正力を働かせてバランスを取っているからです。

しかし、この体の一連の反応は「誤作動」を起こしている状態です。パソコンでいえば、ウイルスによって本来の正しい機能ではなく、悪い機能が働いている状態です。

ですから「ねこ背」も、まず多くの原因を作っている「歪んだ骨盤」を正しい位置に改善することが大切です。

毎日鏡の前で自分の姿勢をチェックしていますか？

これは正しい姿勢を意識するには、とても大事な習慣です。それは自分がねこ背であることに気づかないと「改善しよう」と思わないからです。

骨盤の歪みは、次のような方法で確かめられます。

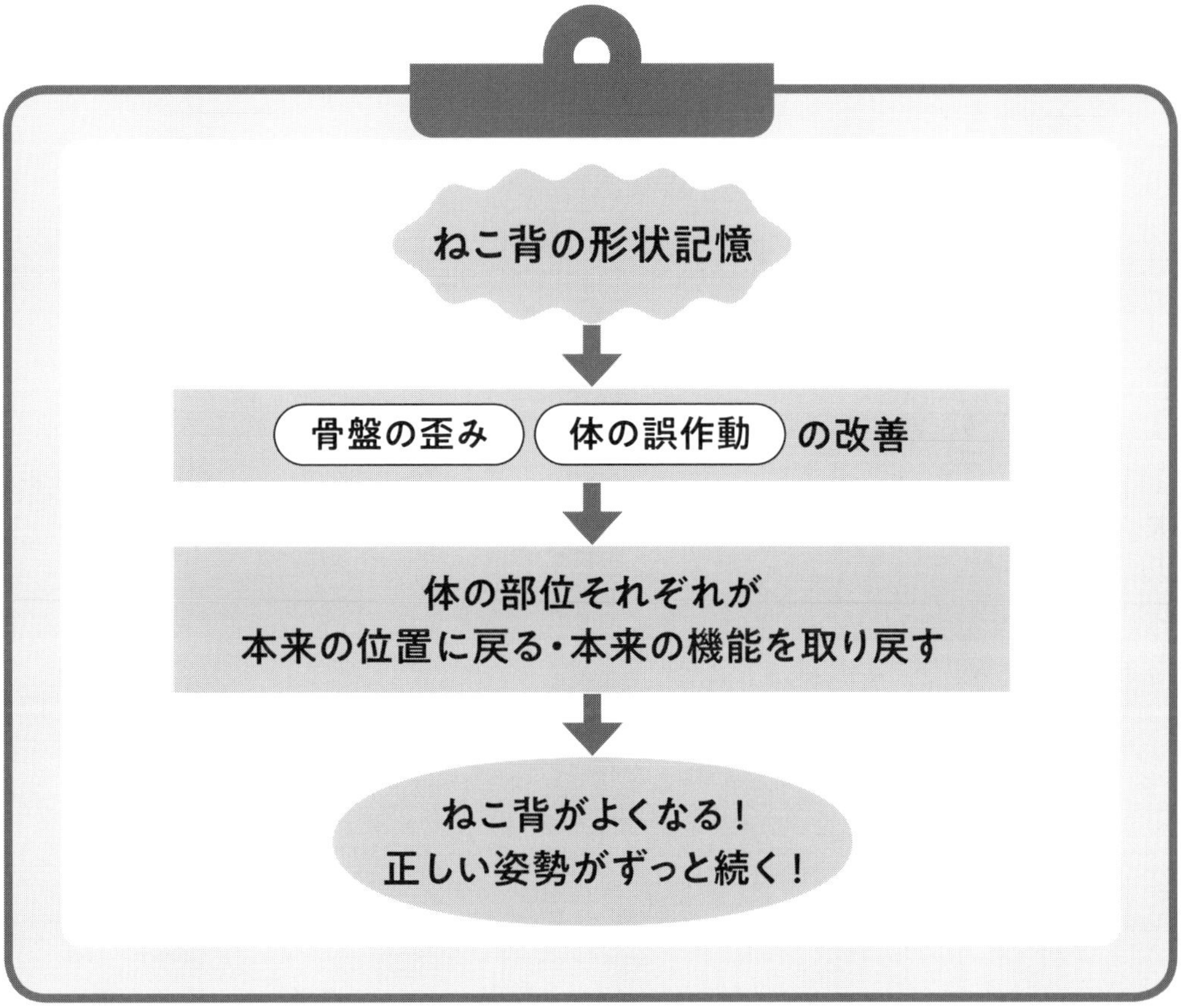
ねこ背の形状記憶
骨盤の歪み
体の誤作動
の改善
体の部位それぞれが
本来の位置に戻る・本来の機能を取り戻す
ねこ背がよくなる！
正しい姿勢がずっと続く！

「立つ」「座る」「歩く」ときに、お尻から頭にかけて一本の糸でピンと張られているような状態が自然にできているかを感じてみましょう。

おへそが前に突き出た状態で立っていたり、両方の足裏がつかない状態で座っていたり、ひざが曲がった状態で歩いていたりしているような人は、完全に体が誤作動を起こしています。

これらの症状を引き起こしている原因の多くには、骨盤と股関節に関連する筋肉の強張りや凝りがあるので、それを解消するためにほぐす必要があります。

すると筋肉の伸縮機能が回復し、骨盤と股関節が本来の機能を取り戻します。**そうして正しい位置に戻った状態を意識することによって形状記憶されていき、体本来の姿勢をずっと持続させることが可能になるのです。**

本当に正しい体のほぐし方

正しいストレッチでいい姿勢を

日常的に、私たちがねこ背改善のためにできることは、まず筋肉をほぐすことです。それには、直接もみほぐす方法もあれば、ストレッチのように体全体の筋肉を緩めるようにほぐす方法もあります。

この体全体の筋肉を緩めるほぐし方と、部分的にほぐす方法を組み合わせると、より効果が期待できます。

体は楽な姿勢を取ることに流されるものですので、どうしても悪い姿勢が形状記憶されてしまいます。

その悪習慣を断ち切る方法としておすすめしているのが、「ストレッチを習慣化すること」です。

習慣に取り入れやすいタイミングとしては、たとえば筋肉が柔らかくなっている**お風呂上がり**や、逆に筋肉が強張っている**寝起き**などが適しています。

ゆっくりと筋肉に「伸ばすよ」と語りかけるように、自分自身のペースでストレッチをしてもらえればＯＫです。

目安は「気持ちいい」と感じるくらい、ゆっくりと伸ばしてから、10秒ほどキープすること。

そもそもねこ背は、強張りや凝りがあって

ストレッチのポイント

◆「気持ちいい」と感じるくらいの負荷で

◆筋肉に語りかけるように
ゆっくりと伸ばす

◆10秒ほどキープする

◆お風呂上がりや寝起きに行なうと
習慣を作りやすい

筋肉の伸縮機能にトラブルを抱えているため、無理して伸ばすと痛める可能性があります。

加えて、加齢によって伸縮機能そのものが衰えるため、筋線維《きんせんい》が切れる恐れもありますので、注意しましょう。

骨盤まわり、腰まわり、肩まわり、首まわり、そして足と骨盤に関連する部位を中心に伸ばすと、「ねこ背」の原因となっている部分の筋肉を効果的にほぐすことができます。

「ねこ背」を作る楽な姿勢は習慣化してしまっているもの。

だからこそ、逆に正しい姿勢を作るためにも「ストレッチを習慣化する」ことは一番の改善方法です。

毎日コツコツと筋肉の強張りや凝りをほぐし、鏡の前で正しい姿勢をチェックしてみましょう。

女性の加齢とねこ背の関係

50代以降は特に注意！

これまでも、加齢によって徐々に起こる筋肉量の減少や伸縮機能の衰えについては述べました。

特に女性は閉経前後で体質が変化するため、それまでになかった体の不調やトラブルの原因を加齢だけに求めることが難しい場合が多々あります。

とはいえ、放っておくと体のあらゆる機能が衰える現実は変わらないので、それを踏まえた上で「どんなことをすればいいのか」が大切だと思います。

筋肉の衰えは、体の重みを重力から守る防波堤を少しずつ失うことを意味します。たとえば、体重を支える太ももの筋肉の伸縮機能が衰えたらどうなるでしょうか？

足の自由がきかなくなれば当然、バランスが取れません。そうすると、転びやすくなることは明白です。それによりケガのリスクも高まります。

事実、高齢者の転倒による骨折は後を絶ちません。転倒をきっかけに寝たきりになる人も多く、そうなるとより筋肉が衰えるため、その後の生活に大きな影響を及ぼします。

また、「加齢」についての私の見解は、皆様の想像とは少しだけ違うかもしれません。

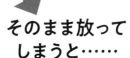

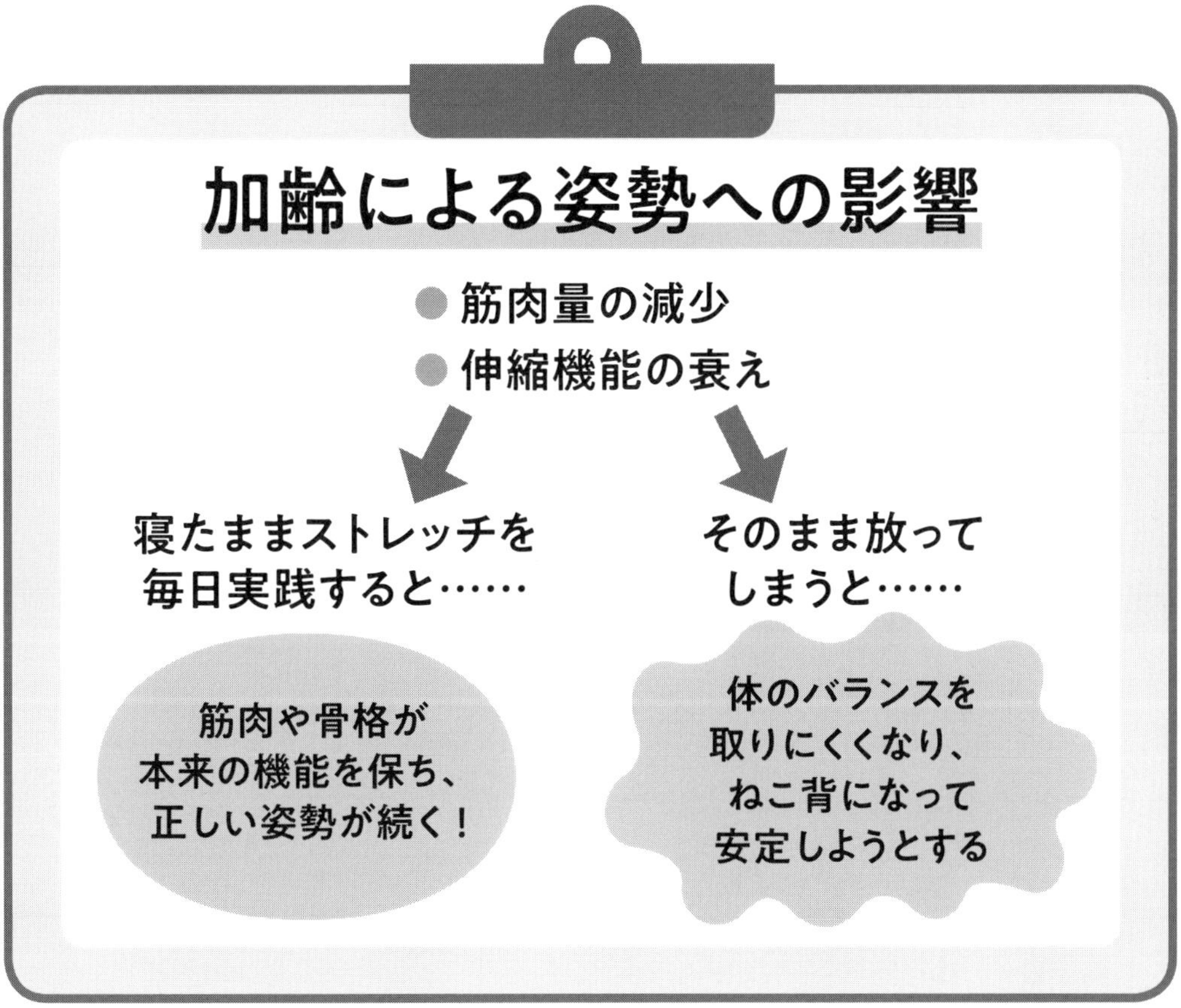

加齢による姿勢への影響
筋肉量の減少
伸縮機能の衰え
寝たままストレッチを
毎日実践すると……
筋肉や骨格が
本来の機能を保ち、
正しい姿勢が続く！
そのまま放って
しまうと……
体のバランスを
取りにくくなり、
ねこ背になって
安定しようとする

若い頃は、豊富な筋肉量と高い伸縮機能によって体を一本の丸太のようにさせてバランスを保っていました。

しかし、歳を取ると筋肉量が減り、伸縮性も低くなるため、代わりに筋肉を硬くすることで体の安定性を成り立たせようとしているのではないか、と考えています。つまり、閉経後は骨が衰えやすいといいますが、だからこそ、筋肉の硬直化は人間の「凸凹の法則」なのではないかとも思うのです。

ただ、人間が二足歩行である以上、不安定であることはやむを得ません。それを前提として、年齢を重ねながら人生を楽しく過ごすためには、「本来の機能をどう維持するか」を考えて実践していくことが大事だと、私自身はさまざまな患者様と向き合うなかで感じながら日々の診療を行なっています。

背中・腰曲がりの原因と進行

ねこ背の悪化が招く「負の連鎖」

歳を重ねるにつれて、背中や腰が丸くなってしまうと懸念している読者もいらっしゃるかもしれません。

こういった背中曲がりや腰曲がりも、「ねこ背」が悪化した状態といえるでしょう。

私は、悪い姿勢になっていくまでに次のような過程を踏むと考えています。

① 首曲がり
② 背中曲がり
③ 腰曲がり

この進行は、体の各パーツを支えるために必要な筋肉の量と重力の関係によって症状が出てくるという理論にもとづいています。

体の土台を形成しているのは骨盤まわりです。同時に、そこと上半身を形成する背骨まわりと首は体の中心を形作っている部分です。そのまわりを筋肉が支えることでバランスを保つわけですが、首まわりの筋肉量は少ないので、最初に現れやすいのが「首曲がり」の症状です。

肩こりは首曲がりと連動しているため、この症状に悩む人は圧倒的に多いはずです。

首曲がりによって負担がかかるのが「背中まわり」。比較的に筋肉量が多い部位のた

背中・腰曲がりの進行

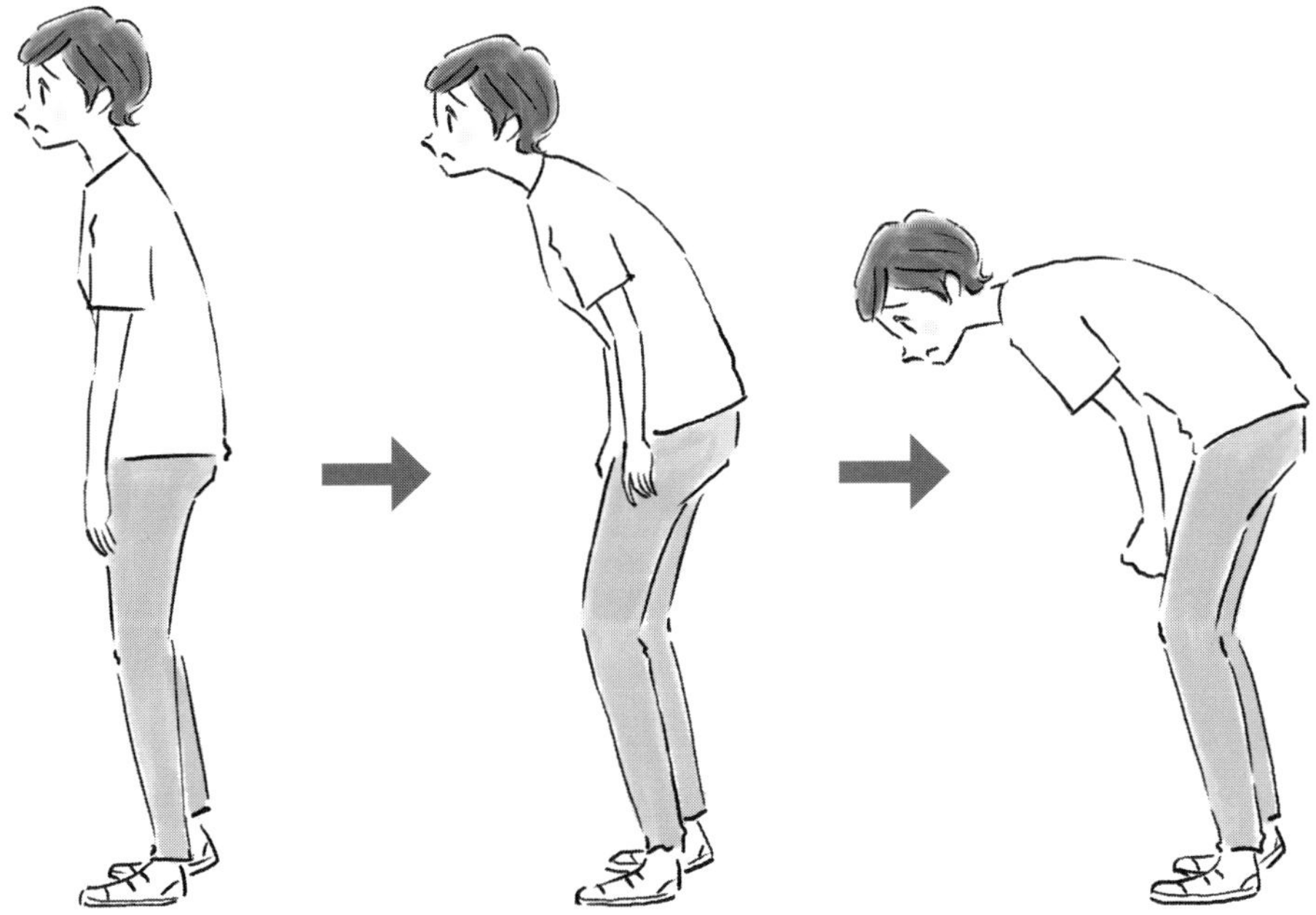

① 首曲がり　② 背中曲がり　③ 腰曲がり

め、若い頃には症状が出にくいのですが、加齢によって衰えてくると、頭の重みを含めて上体を背中まわりで支えることになります。そうして負荷が大きくなると、早い場合、40歳を過ぎたあたりから徐々に「背中曲がり」の症状が出始めることがあります。

このような「負の連鎖」は重力との関係によって少しずつ下のほうへと影響を及ぼします。そして、次に症状が出るのが「腰まわり」です。上半身の重みを受け止めようとカバーするため、腰痛などの症状が現れて、さらに進行すると「腰曲がり」になります。

「曲がった」状態が普通で、楽になって定着すると、体のさまざまな箇所に不調をきたしやすくなります。ですから、今日この時点から、自らの姿勢に意識を向けて「悪い形状記憶」を防ぐことがねこ背予防の第一歩です。

姿勢が変われば心も変わる

心身の健康とねこ背の関係

私がこれまで数多くの「ねこ背」を改善したなかで感じるのは、「ねこ背」が心身に与える影響がいかに大きいかということです。

・ひざ痛
・首痛
・肩こり
・頭痛
・生理痛
・自律神経失調症……など

「ねこ背」が原因となりうる症状は多数あります。

「あちこちの病院に行っても痛みの原因が分からず、痛みがおさまらない」、その根本的な原因が実は「ねこ背」だったと、たまたま私の院に来て知る人は少なくありません。

もちろんすべての症状が「ねこ背」によって起こるわけではありませんが、女性特有の痛みや症状も改善された事例に目を向けると、「人間の体はさまざまな部位が複雑に関連し合って機能している」と、あらためて人体の緻密さ、不思議さを実感します。

ストレッチを実践した「元」ねこ背の人たちは、姿勢とともに痛みや症状が改善されただけでなく、性格も明るくなった方が多いのも特筆すべき点です。

「正しい姿勢」を取り戻すことによる効果

- ✓ねこ背が悪影響を及ぼしていた体の痛みや不調の改善
- ✓視線が上がり、視野が広がる
- ✓自分に自信が持てる

それは「正しい姿勢を取り戻すことができた」という結果や自信からでもあります。さらに、それによって**視線が上がり、視野が広がって目に映る世界が明るく広がった**からだといいます。

40歳を過ぎると身体的な下降線を感じることが増え、なんとなく意識しなければ心もポジティブになれないような状態に陥りやすい傾向があります。そこに加えて、気づかぬうちにねこ背の悪化によって視界が狭くなれば、二重苦以外の何物でもありません。

ですから、私は多くの人に「正しい姿勢」を取り戻していただけるよう、院での治療とともに、各家庭で取り組めるストレッチ方法の考案に力を注いでまいりました。その手法は2章で具体的に紹介します。

ストレッチを行なうときの注意事項

たった1日で「ねこ背」にならないように、たった1日で「ねこ背」が改善できるわけではありません。

しかし、2章で紹介するストレッチを行ない、ねこ背の根本的な原因である体の歪みとその形状記憶を修正することで、よい姿勢を手に入れて、悪い姿勢に戻りにくい体を作ることは可能です。

まずは1日1回、鏡の前で「今」の自分の姿勢をチェックすることを心がけましょう。そのひと動作が必ず「ねこ背改善」につながっていきます。

そして、ストレッチを通して自分の体をいたわり、「ねこ背」の原因となっている筋肉の強張りや凝りを改善していきましょう。

筋肉は一気に伸ばすとケガを引き起こすため、体と対話しながらゆっくりと無理なく伸ばしてください。伸ばす方法は、ご自身の可能な範囲で、「気持ちいい」と感じる程度で十分です。日々のちょっとした変化を楽しみに続けていきましょう。

最後に、治療中の方、妊娠中の方、足腰に不安のある方は、必ずかかりつけ医に相談して行ない、異変を感じた場合はすぐに中止してください。

2章

寝たままストレッチで「ねこ背」がよくなる!

さあ、寝たままストレッチを始めよう

朝、正しい姿勢を作って1日をスタート

私は、朝が「ねこ背」を改善していく上で重要な役割を果たすと考えています。それは毎日を過ごすスタート時に、体に対して「正しい姿勢で過ごしますよ」というシグナルを送るのに絶好のタイミングだからです。

人は眠っている間、日中の緊張から解かれ、リラックスした状態になります。

つまり、睡眠中に体の状態を元に戻しているのです。だとすると、このニュートラルな状態のときに、大きな関節まわりの筋肉をほぐして、「正しい姿勢」を覚えさせると効果が出やすくなります。

夜、1日の体の疲れをほぐす

人の体は、夜に疲れがピークに達します。筋肉が強張《こわば》ったり凝ったりして、歳を取るほど体の固まりもひどくなります。予備群も含めて日本人の約8割が「ねこ背」だといいましたが、その多くの人にとって、夜は特に姿勢が崩れている状態です。

その「ねこ背」の状態を解消するために肝心なのは、まず硬くなった筋肉をほぐすことです。お風呂から上がり、柔らかくなった筋肉を寝る前にストレッチでゆっくりとほぐせば、寝ている間に体が本来の状態に戻ってくれます。

朝の寝たままストレッチ

40~47ページ

朝は、寝ている間に体が本来の状態に戻っています。そこで、体がニュートラルな状態を取り戻しているときに**大きな関節まわりの筋肉**をほぐしておくことが「正しい姿勢」で1日を過ごすために大切なポイントです。

そのためには股関節とひざ、首と肩に関わる筋肉をしっかりと伸ばし、朝のうちに可動域を広げておくことが重要です。

夜の寝たままストレッチ

48~53ページ

夜は1日の疲れが最も蓄積された状態です。その疲れが現れている部位、それは人が体を動かすために力を使っている場所であり、かつ支えている場所。特に**体の裏側の筋肉**です。具体的には背骨に沿って肩甲骨から腰、骨盤からひざにかけての筋肉。下半身は裏側もぜひケアしてほしいのです。寝る前にタオルを使ってじっくり「痛《いた》気持ちいい」程度にほぐしましょう。

＋プラスα《アルファ》のねこ背矯正

54~63ページ

「ねこ背」の元凶となる骨盤の歪《ゆが》みには、股関節の可動域が大きく関わっています。その股関節の動きを悪くしている原因は、筋肉の伸縮機能の低下です。この筋肉をより効果的に伸縮させるストレッチを行ない、「ねこ背」に戻りにくい体を作りましょう。

また、体を刺激して機能性を高め足ほぐしや耳下ほぐしなど、全身に効くストレッチを紹介します。時間に余裕のある日などに、ぜひ取り組んでみてください。

↓

「背すじピン！」が続く！

なぜ「寝たまま」がいいのか？

もともと人間が四足歩行だったことは、1章でも触れました。二足歩行になって安定性が失われたことで、人は日常生活で常にバランスを取る機能を発達させ、不安定さを補正するために「凸凹《でこぼこ》の法則」を身につけたことも説明したとおりです。

ですから、人間は**二足歩行で生活している間は、いつも緊張状態にある**ともいえます。つまり、立って生活している間は常に緊張状態にあり、運動後や夜の時間帯になれば筋肉の疲れもたまってくるということです。

歳を取ると筋肉の量が減り、伸縮機能も低下するため、若い頃より疲労度が高くなります。その分、筋肉が強張ったり凝ったりすることが、より増えていくことになるのです。そうすると関節の可動域が狭くなり、**体の一部が無理をして全体のバランスを保とうとします。それが「ねこ背」の始まりです。**

本書で「寝たままストレッチ」をテーマにした理由は、体を緊張状態から解き放ち、ニュートラルな状態でストレッチを行なうには「寝ながら」がぴったりで、より効果が期待できる方法だからです。

また、緊張状態では、自分が伸ばしたいと思っている筋肉にフォーカスできません。寝ながらリラックスして、じっくり筋肉をほぐしていきましょう。

「背すじピン!」を一生保つポイント

正しい姿勢を作ることが「ねこ背」の矯正であり、予防でもあります。

では、何を矯正していったらよいのでしょうか?

それは、背骨を中心として体の各パーツを支える脊柱《せきちゅう》に関わる部分です。

特に頸椎《けいつい》、胸椎《きょうつい》、肩甲骨、腰椎《ようつい》、骨盤の、上半身と下半身をつなぎ体を支える骨を正常な位置に戻すことは「ねこ背」を矯正するために重要なのです。

なかでも、骨盤の前傾、後傾を矯正するのは、ねこ背改善の最優先事項です。

そのために有効なのが「寝たままストレッチ」。ストレッチで、日頃から骨盤の前後傾に関わる筋肉をほぐしておきましょう。そうすれば、背すじがピンと一本の糸で張られたような体の状態を作ることができます。

これが正しい姿勢の作り方です。この姿勢を保つために、次の4つを日頃から習慣化、意識してほしいと考えています。

正しい姿勢を保つポイント

★毎朝、鏡で自分の姿勢をチェック

★同じ姿勢を10分以上は続けない

★筋肉に疲れを感じたら少し休める

★朝夜、ストレッチで筋肉をほぐす

骨盤タイプチェック

ねこ背の原因となる“骨盤の歪み”。そのほとんどが「前傾」と「後傾」のタイプに分かれます。まず、「自分がどちらのタイプなのか」を知ることが、ねこ背改善の第一歩です。

正しい姿勢

脊柱に関わる、特に頸椎、胸椎、肩甲骨、腰椎、骨盤の、体を支える骨が正常な位置にあり、体が本来の状態にある姿勢が理想です。

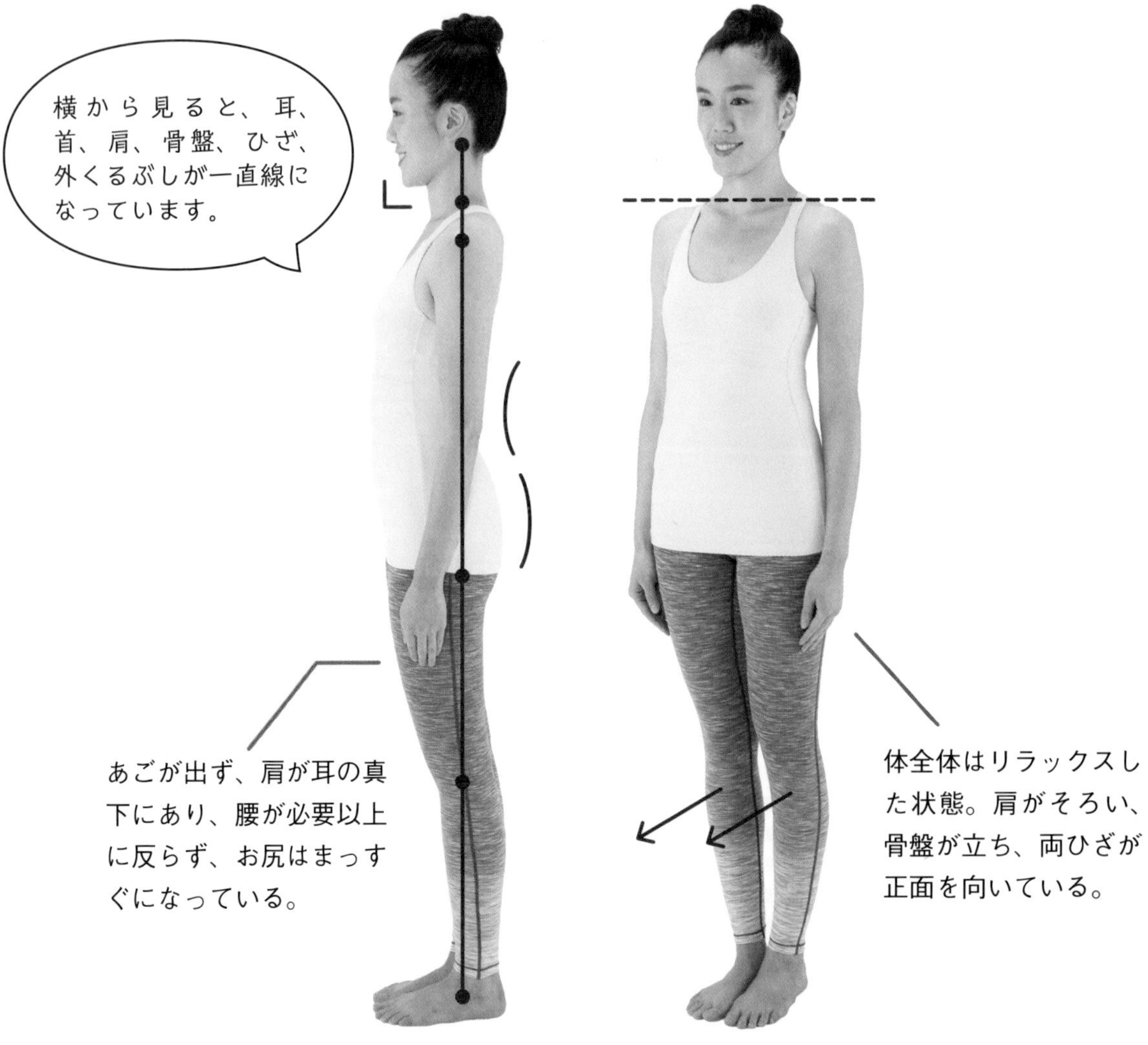
横から見ると、耳、首、肩、骨盤、ひざ、外くるぶしが一直線になっています。
あごが出ず、肩が耳の真下にあり、腰が必要以上に反らず、お尻はまっすぐになっている。
体全体はリラックスした状態。肩がそろい、骨盤が立ち、両ひざが正面を向いている。

あなたの
骨盤タイプを
チェック!

リラックスして
立つとき

手を後ろに
引いている

骨盤後傾タイプ

37ページ

手が前に
出ている

骨盤前傾タイプ

36ページ

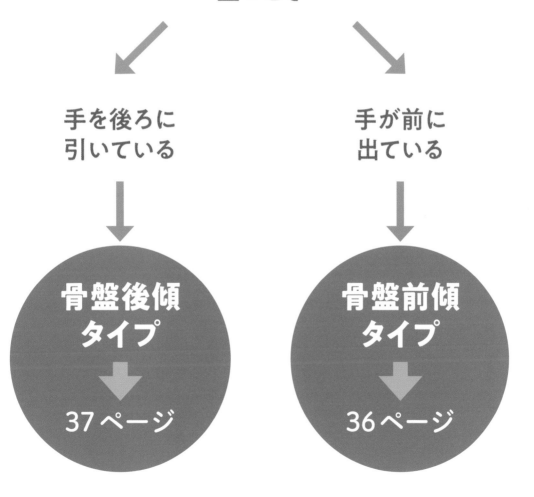

手が自然と前に出やすい

骨盤前傾タイプ

骨盤が前に倒れている人の特徴として、顔やあごが突き出ているため、その分お尻が後ろに出っ張ってしまっていることが挙げられます。ほかにも、立ったときに手が前に出やすい、腰が反っている、内股になっている、太ももの前側が硬くなっている、などがあります。

おすすめストレッチ

「前ももストレッチ」
➡40ページ

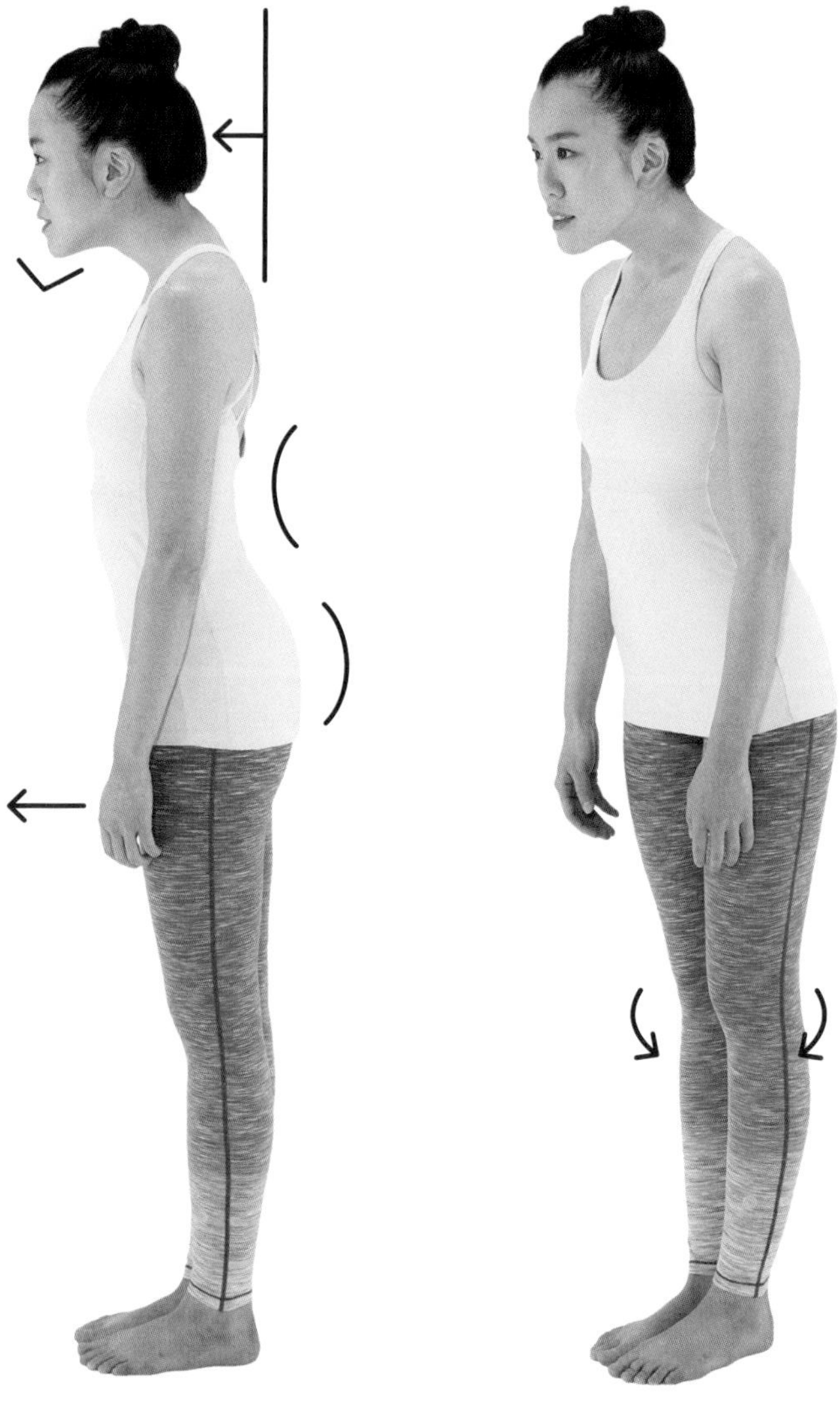

手を自然と後ろに引きやすい

骨盤後傾タイプ

骨盤が後ろに倒れている人の特徴として、お腹が突き出ているため、その分ひざでバランスを取ろうとして曲がっていることが挙げられます。ほかにも、立ったときに手を後ろに引きやすい、がに股気味になっている、太ももの裏側が硬くなっている、肩が下がっている、などがあります。

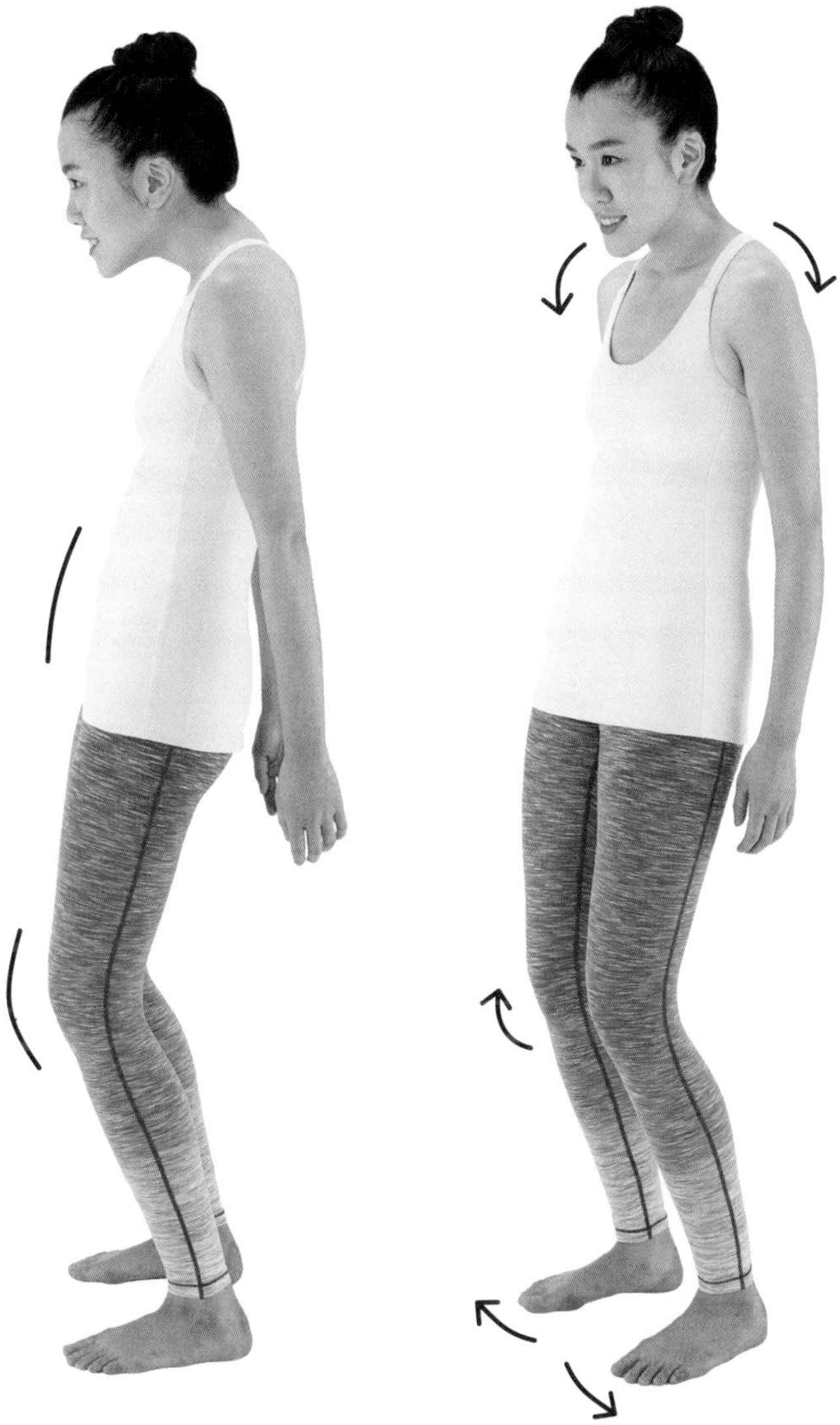

おすすめストレッチ

「もも裏ストレッチ」
➡42ページ

ストレッチを取り入れた

1日の過ごし方

ねこ背矯正ストレッチを生活に取り入れた１日のスケジュールの目安です。まずは起床後と就寝前に、ストレッチを１～２種類ずつ行なってみてください。

ストレッチを習慣にして、ピンとした背すじで快適に日々を過ごしましょう！

7：00
起床後に布団で

おすすめストレッチ

- 前ももストレッチ ➡ 40ページ
- もも裏ストレッチ ➡ 42ページ
- 肩ほぐしストレッチ ➡ 44ページ
- 首ほぐしストレッチ ➡ 46ページ

9：00
朝食後や外出前に

おすすめストレッチ

- 股関節リフト ➡ 56ページ
- 股関節ウォーク ➡ 58ページ

★鏡での姿勢チェックも忘れずに！

16：00
外出からの帰宅後や仕事・家事の合間に

おすすめストレッチ

- 壁押しストレッチ ➡ 54ページ

★鏡での姿勢チェックも忘れずに！

21：00
お風呂で

おすすめストレッチ

- 足ほぐし ➡ 60ページ
- 耳下ほぐし ➡ 62ページ

23：00
就寝前に布団で

おすすめストレッチ

- 背中ほぐしストレッチ ➡ 48ページ
- ひざストレッチ ➡ 50ページ
- お尻ストレッチ ➡ 52ページ

寝たままストレッチを行なうときのポイント

●できるだけリラックスして、体全体の力みを抜いて行ないましょう。
●動きやすい服装がおすすめです。

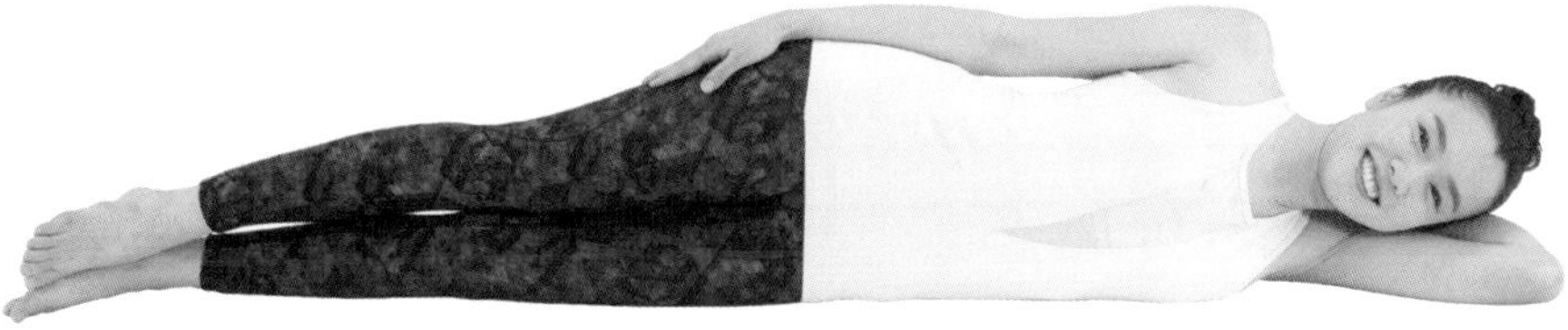

用意するもの

【夜の寝たままストレッチ（48～53ページ）】

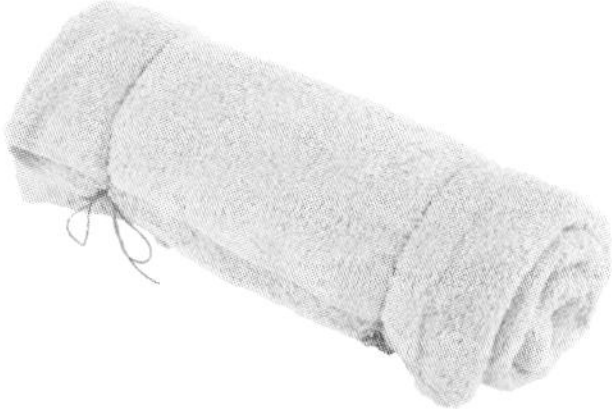

●バスタオル　１枚
●ひも　適宜

作り方

① バスタオルを、自分の腰幅くらいの幅になるようにたたみます。
② そのままくるくると巻いて丸め、ひもなどで２箇所ほど結んで固定します。

ポイント

① バスタオルは硬くきっちりと巻いておくと、ほぐしたい場所に圧をかけやすくなります。
② ストレッチをした際に痛みを感じる場合は、バスタオルをふんわりと巻く、薄めのバスタオルを使う、など調節してください。

さっそくストレッチをスタートしましょう！

朝の
寝たまま
ストレッチ

前ももストレッチ

太ももの前側の「大腿四頭筋《だいたいしとうきん》」は、股関節とともに脚全体を大きく動かす原動力となる筋肉です。ここが強張ると骨盤が歪みます。

こんな人に効く!

- 股関節まわりが硬いと感じる
- 太ももに強張りや凝りを感じる

1 横向きに寝る

横向きに寝て、下側のひじを曲げて頭をのせる。両脚を伸ばして重ねる。

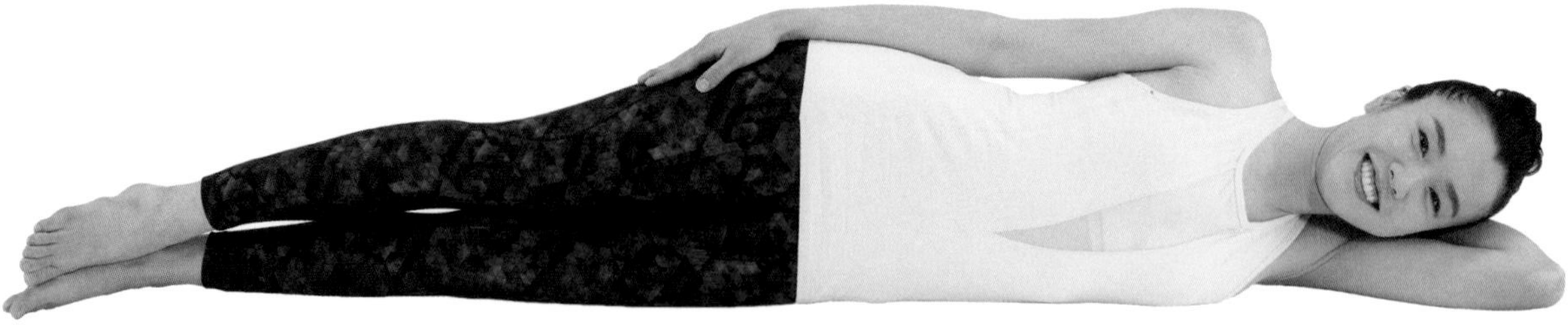

MEMO

できるだけ全身の力を抜いてリラックスしましょう。

2 片ひざを曲げて足をつかむ

重なっている上側の脚をひざから曲げ、同じ側の手で足の甲をつかむ。

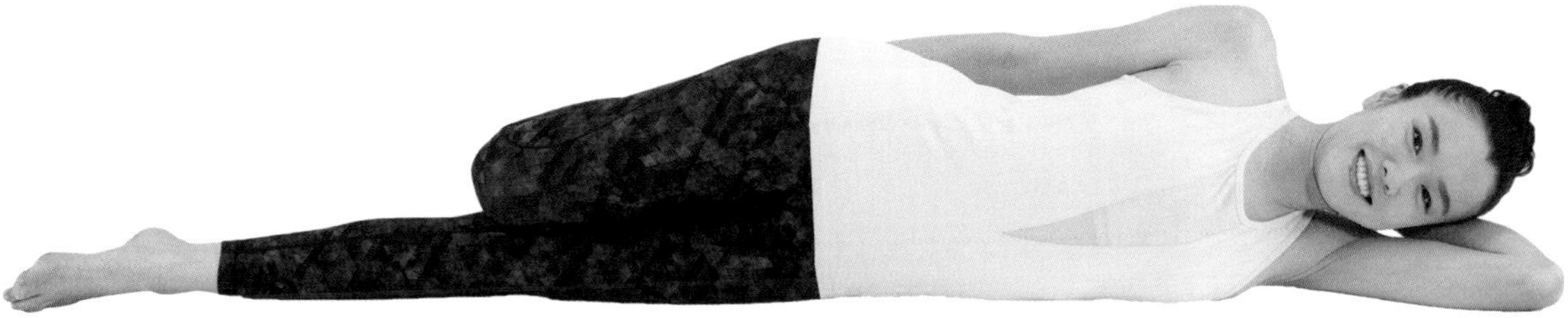

10秒キープ
反対側も同様に

後ろから見ると……

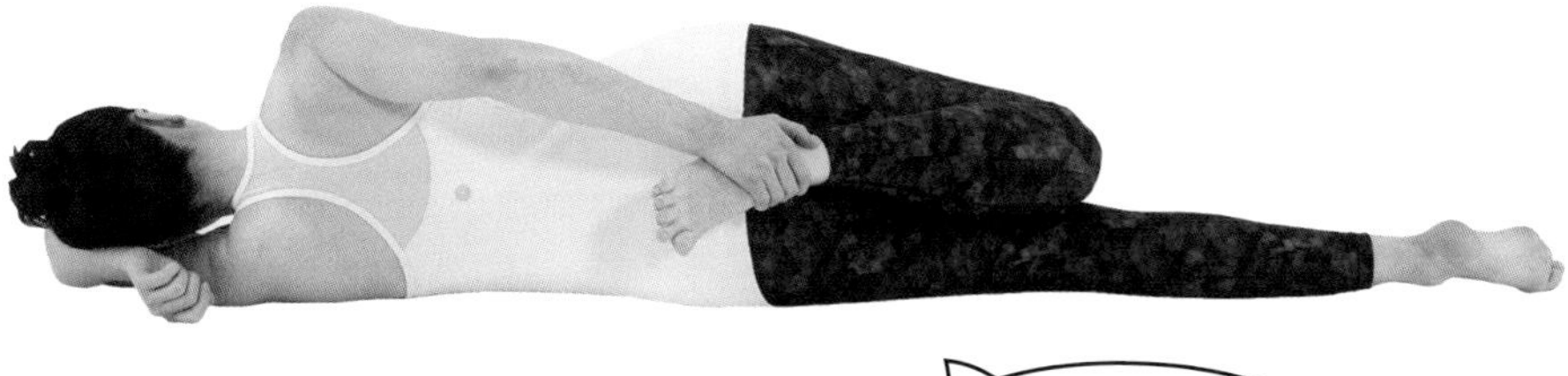

足の甲をつかむのが難しければ足先でもOKです！

MEMO

体が「くの字」に曲がると太ももの前側が伸びないので、なるべく体をまっすぐに保った状態でストレッチしましょう。

朝の
寝たまま
ストレッチ

もも裏ストレッチ

太ももの裏側にある筋肉の伸縮は股関節の可動域に大きく関わり、ねこ背への影響が大きい場所です。前側とセットで伸ばしましょう。

こんな人に効く!
- ●股関節まわりが硬いと感じる
- ●階段を上り下りするときに違和感がある

1 あお向けに寝る

あお向けに寝て、
リラックスする。

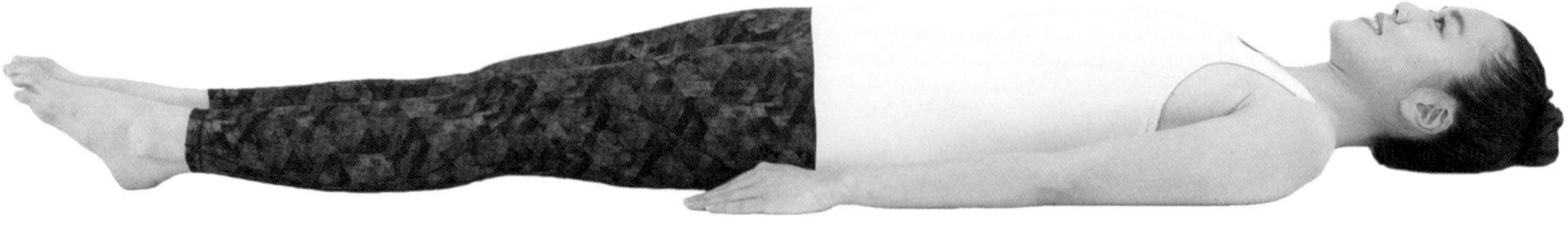

MEMO
できるだけ全身の力を抜いてリラックスしましょう。

2 片ひざを曲げる

片脚のひざを曲げて脚を上げる。体はそのまま。

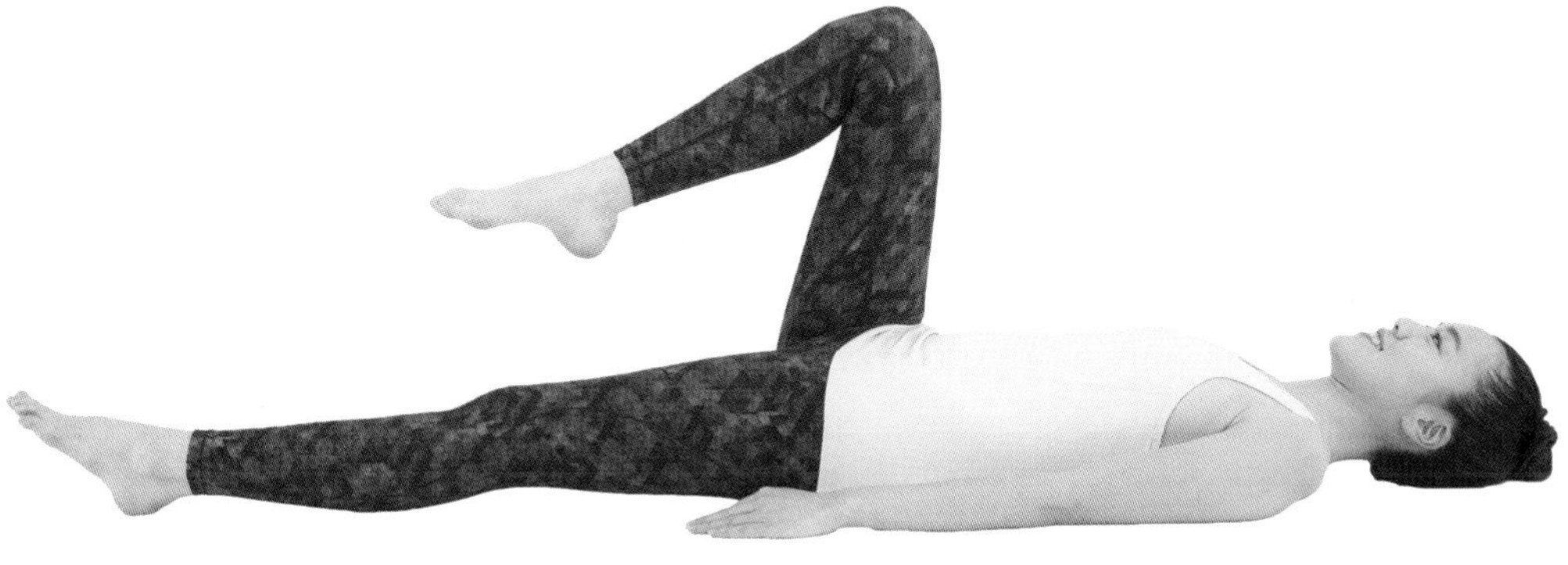

3 ひざを持って胸に引き寄せる

曲げたひざを両手でつかみ、可能な範囲でグッと胸に近づける。

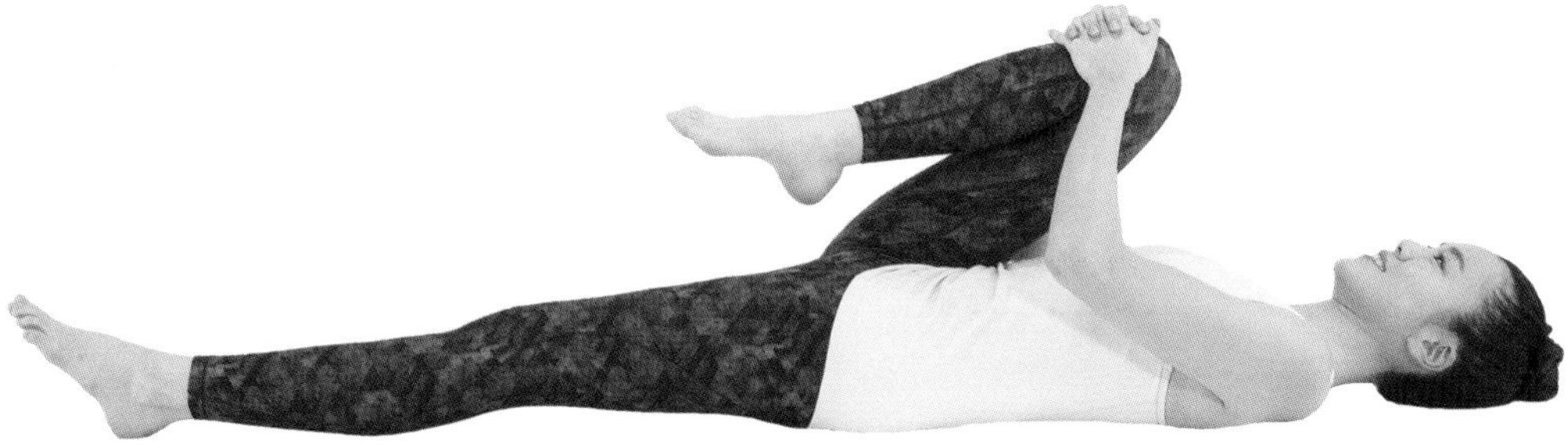

反対側も同様に
10秒
キープ

MEMO

ひざを曲げないほうの脚はまっすぐにすることで、筋肉を伸ばす効果が高まります。慣れないうちは少し曲がってもOK。

朝の
寝たまま
ストレッチ

肩ほぐしストレッチ

頭を支えるのは想像以上に重労働で、肩こりは首周辺の筋肉疲労も原因です。その影響で肩甲骨も動きにくくなっています。

こんな人に効く!

- 首まわりの筋肉に凝りを感じる
- 肩を動かしにくいと感じる

1 横向きに寝る

横向きに寝て、下側のひじを曲げて頭をのせる。両脚を伸ばして重ねる。

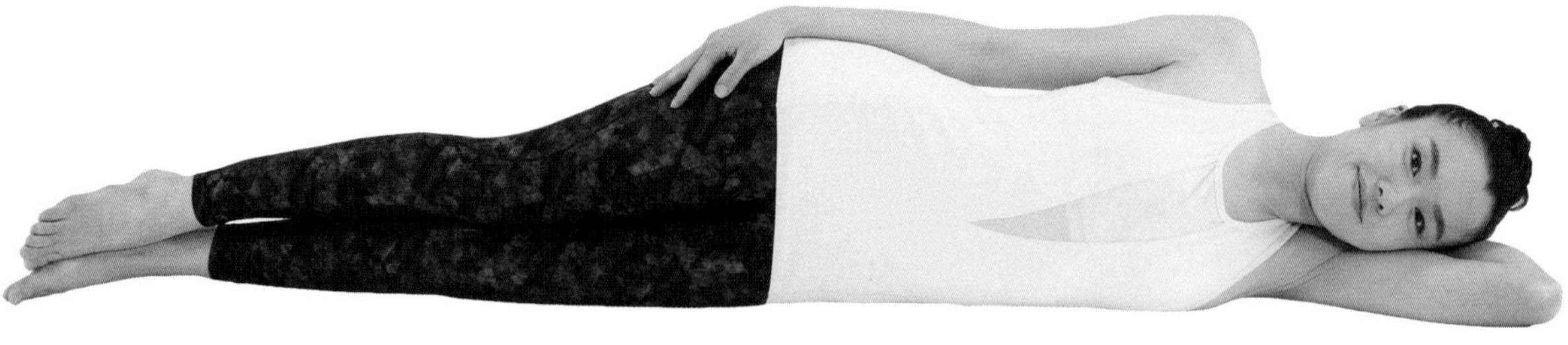

MEMO

できるだけ全身の力を抜いてリラックスしましょう。
前ももストレッチ（40ページ）と続けて行なうのもおすすめ。

2 上側の手を伸ばす

上側の手を頭頂の方向にピンと伸ばす。

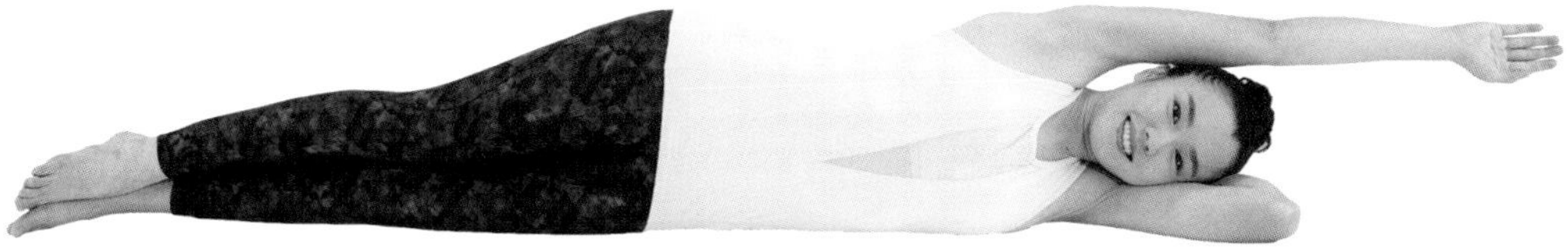

3 腕を後ろから回す

腕を後ろからゆっくりと回して1周する。

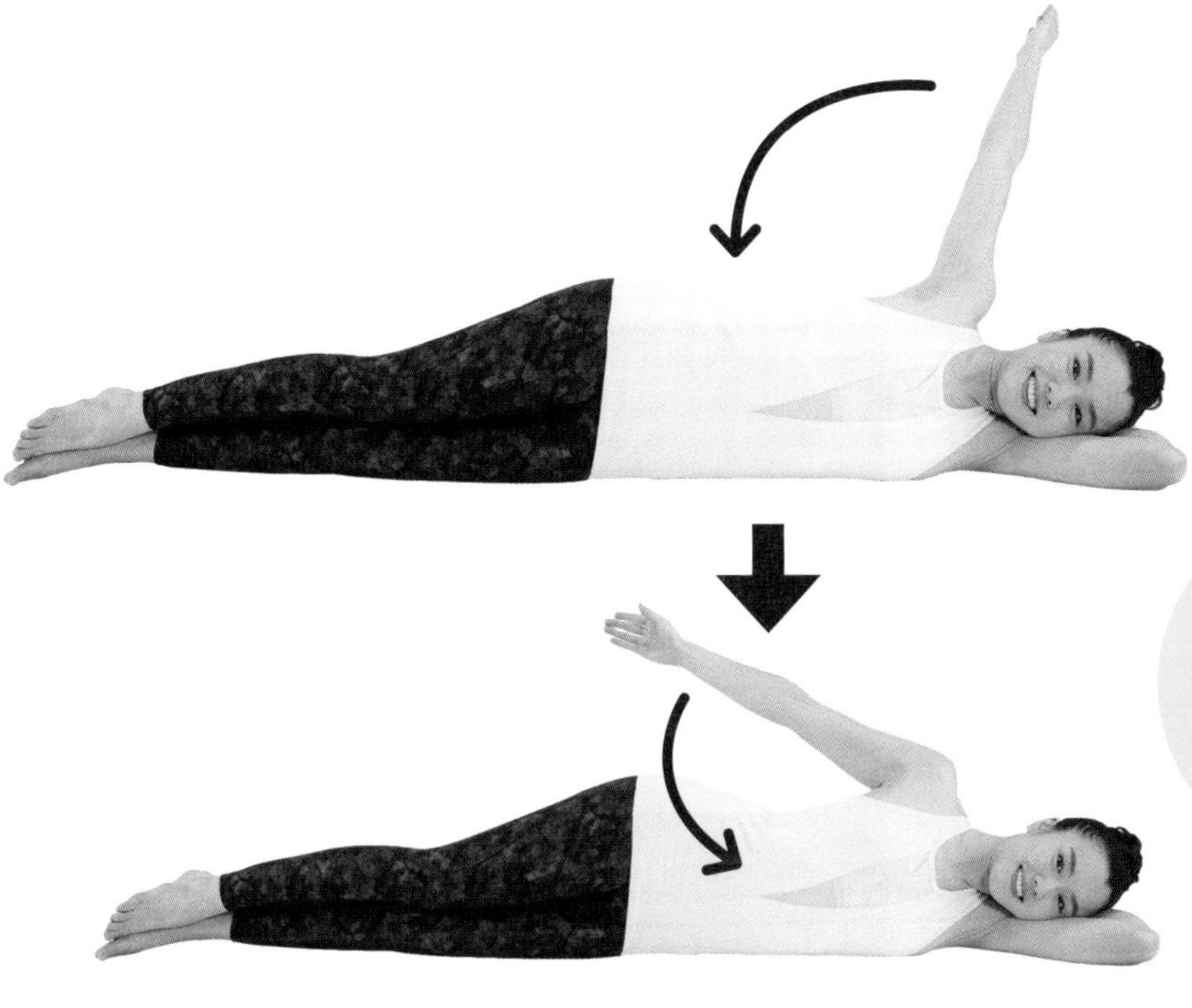

左右5回ずつ
反対側も同様に

MEMO

手を無理に素早く回すと肩や脇腹などの筋肉を痛める可能性があるので、少し時間をかけて伸びを感じながら回しましょう。

朝の
寝たまま
ストレッチ

首ほぐしストレッチ

首痛に悩まされる人は多いものですが、頭を支え、また肩とも連結するため、痛みの原因は複雑。まずは凝りをほぐしましょう。

こんな人に効く!
- 首まわりの筋肉に凝りを感じる
- 肩を動かしにくいと感じる

1 あお向けに寝る

あお向けに寝て、
リラックスする。

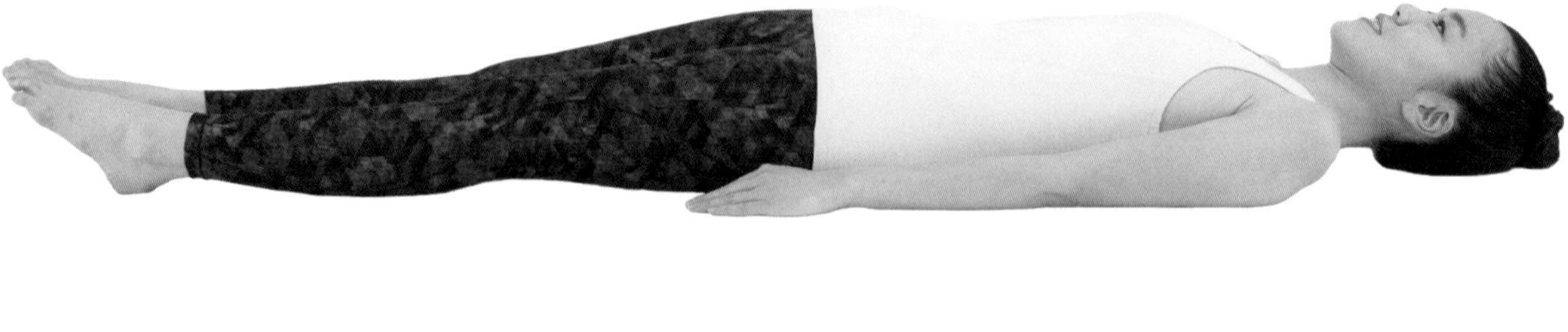

MEMO

できるだけ全身の力を抜いてリラックスしましょう。
もも裏ストレッチ（42ページ）と続けて行なうのもおすすめ。

2 首のくぼみに指を当てて押す

頭と首のつけ根を片手でつかむ。「ぼんのくぼ」の横にあるくぼみを中指でゆっくりと押す。

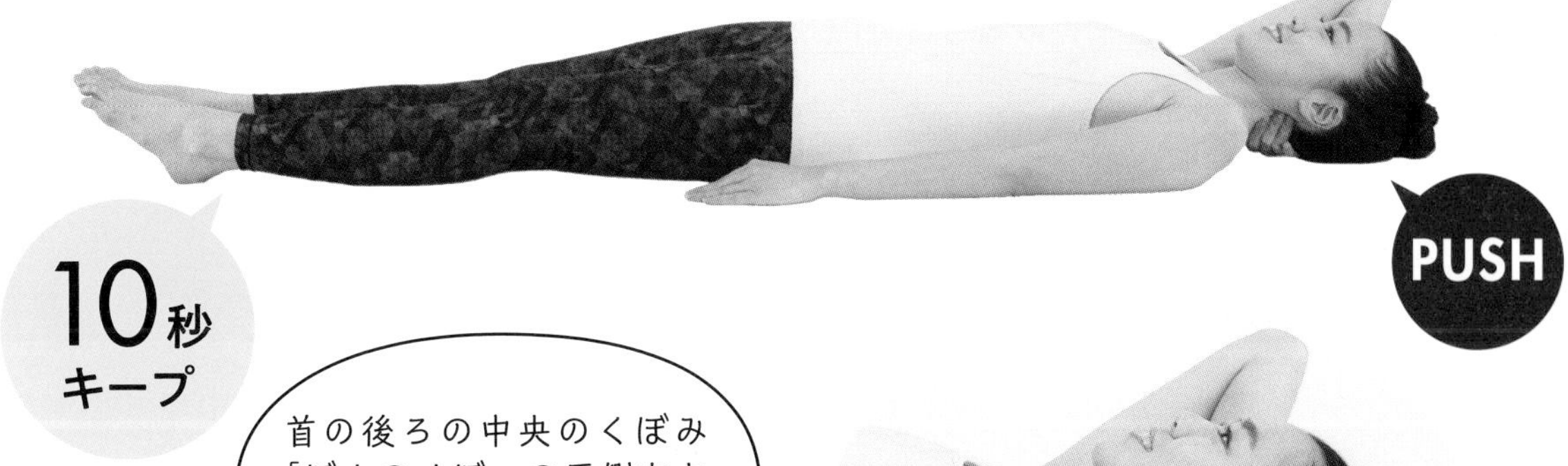

首の後ろの中央のくぼみ「ぼんのくぼ」の両側あたりで、押して気持ちよく感じる場所を探しましょう。

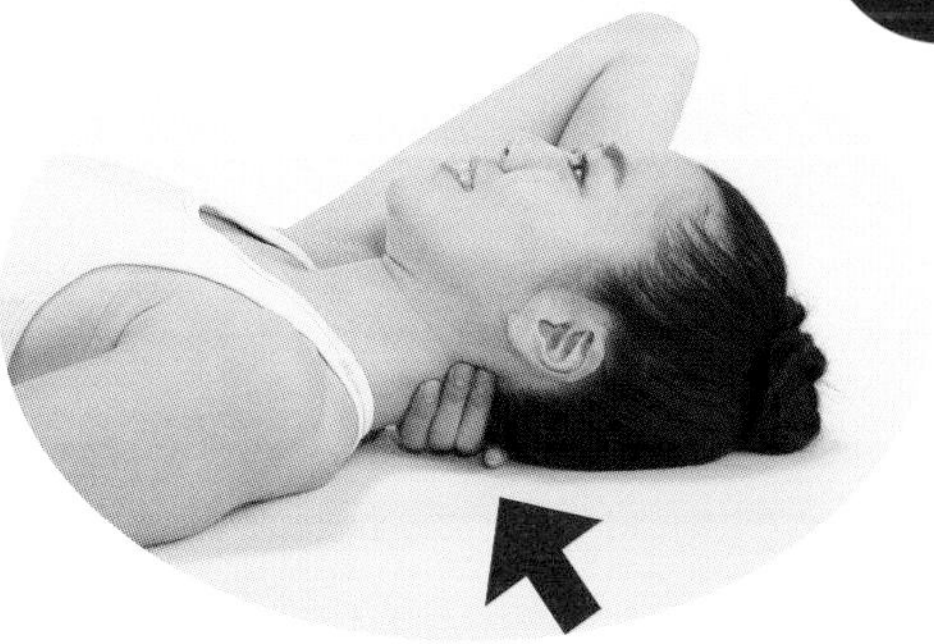

3 反対側も同様に

反対の手を使って反対側も同様に。「ぼんのくぼ」の横にあるくぼみを中指でゆっくりと押す。

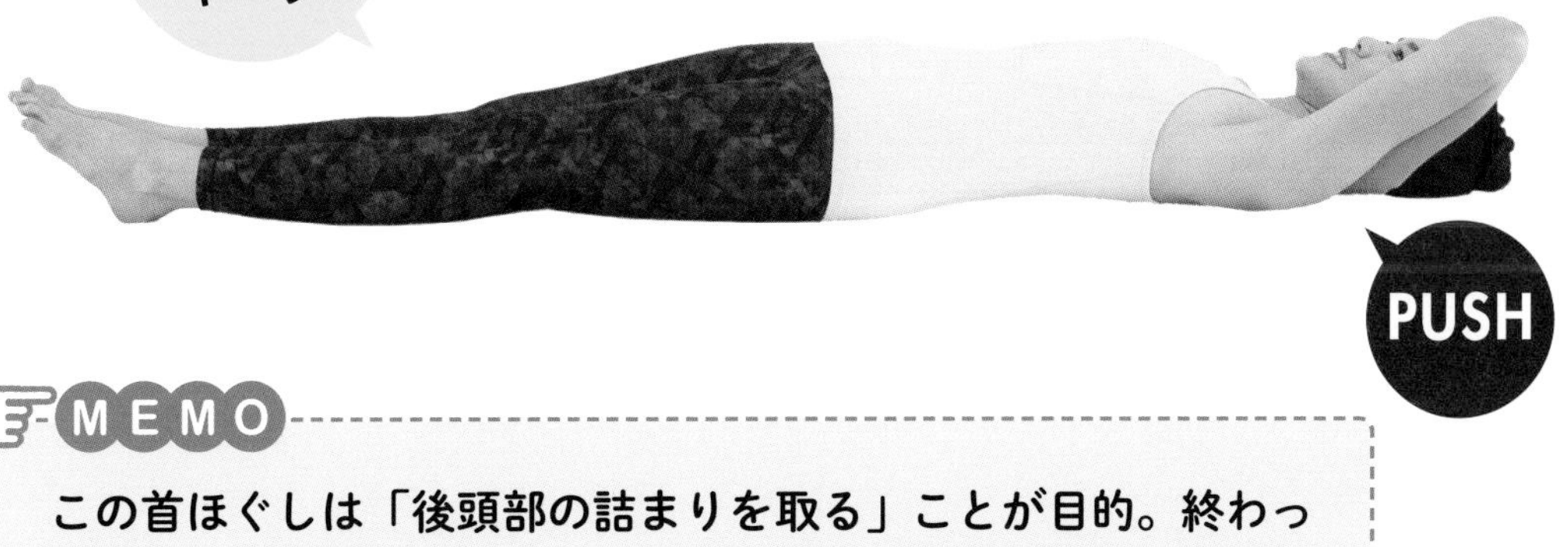

MEMO

この首ほぐしは「後頭部の詰まりを取る」ことが目的。終わったあと、首や肩の力が抜けるため、ねこ背改善に役立ちます。

夜の
寝たまま
ストレッチ

背中ほぐしストレッチ

バスタオルを使って背伸びするストレッチ。腰、背中、肩甲骨の順に脊柱全体の筋肉を意識して、1日の疲れをリセットしましょう。

こんな人に効く!

- 背骨まわりの筋肉に凝りを感じる
- 肩甲骨まわりの筋肉に凝りを感じる

用意するもの

バスタオル1枚
硬く丸めて、ひもなどで固定させましょう。

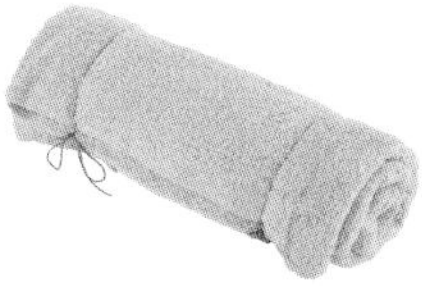

作り方は39ページ

1 タオルを腰に当ててあお向けに寝る

腰の下に硬く丸めたタオルを置き、あお向けに寝て、手脚をまっすぐ伸ばす。

10秒キープ

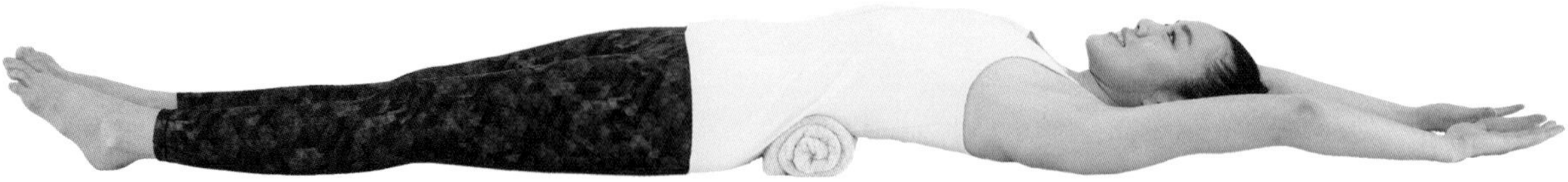

MEMO

できるだけ全身の力を抜いてリラックスしましょう。

2 タオルを背中の下に移動させる

タオルを背中の下、肋骨あたりに置き、あお向けに寝て、手脚はまっすぐ。

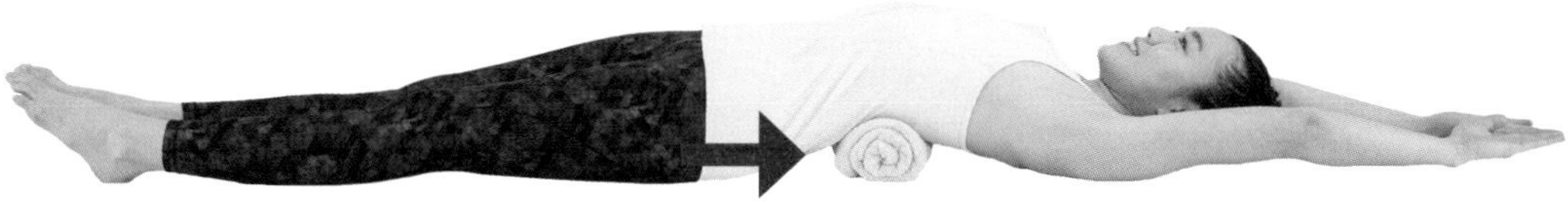

10秒キープ

3 タオルを胸の下に移動させる

タオルを胸の下、肩甲骨あたりに置き、あお向けに寝て、手脚をまっすぐ伸ばす。

10秒キープ

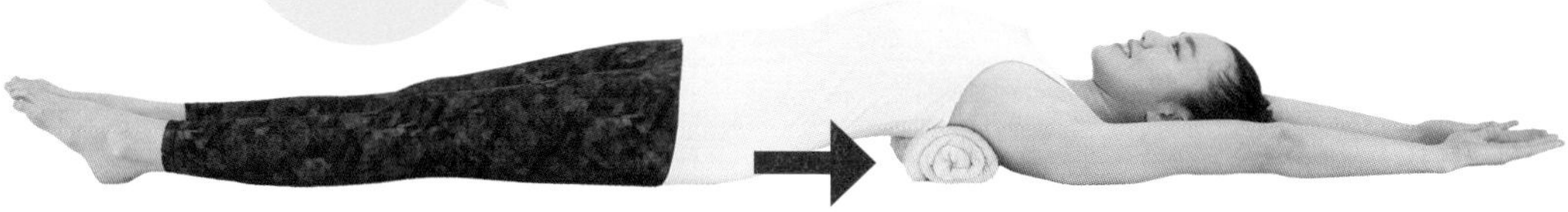

4 タオルを外してリラックスする

10秒キープ

最後にタオルを外して手脚をまっすぐ伸ばす。

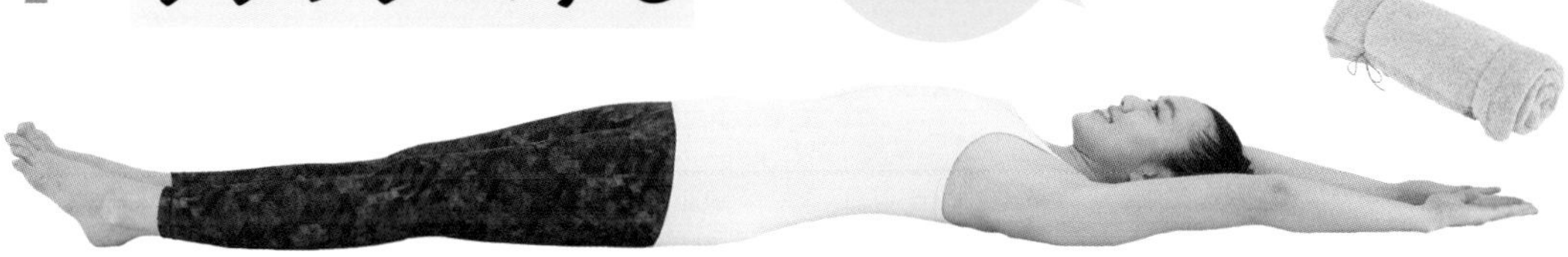

MEMO

上半身と下半身をつなぐ脊柱まわりの筋肉を全体的にほぐします。特に痛《いた》気持ちいい箇所があれば、長めにキープしましょう。

夜の
寝たまま
ストレッチ

ひざストレッチ

毎日屈伸を行なうひざは、裏側が意外と疲れています。裏側の筋肉「ハムストリングス」をほぐし、ねこ背対策をしましょう。

こんな人に
効く!

- ふくらはぎの筋肉が強張っている
- ひざを曲げ伸ばしするときに太ももに張りを感じる

用意するもの

バスタオル1枚
硬く丸めて、ひもなどで
固定させましょう。

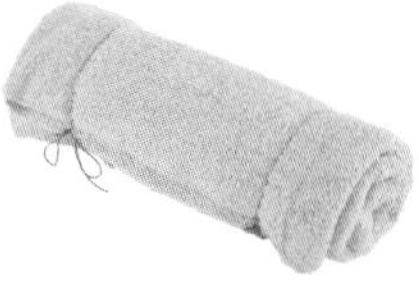

作り方は
39ページ

1 バスタオルを ひざの下に置いて あお向けに寝る

ひざの裏側に硬く丸めたタオルを置いてあお向けに寝て、リラックスする。

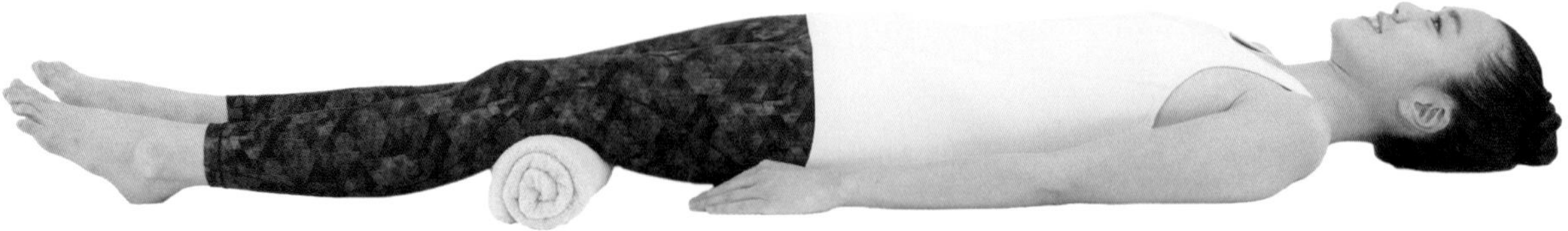

2 片ひざに力を入れて伸ばし タオルを下に押しつける

10秒
キープ
反対側も
同様に

タオルをつぶすように、かかとを立てて、グッとひざ裏でタオルを床に押しつける。

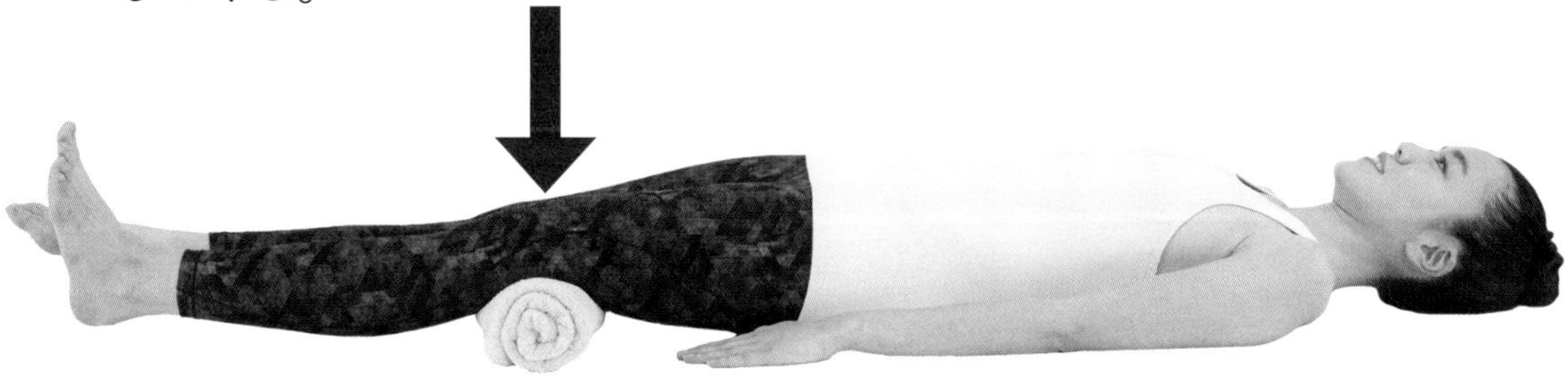

応用

慣れてきたらよりピンポイントで凝りをほぐすため、テニスボールに替えてもＯＫ。タオルと同様、グッと押しつけます。当てる位置を適度に変えて行ないましょう。

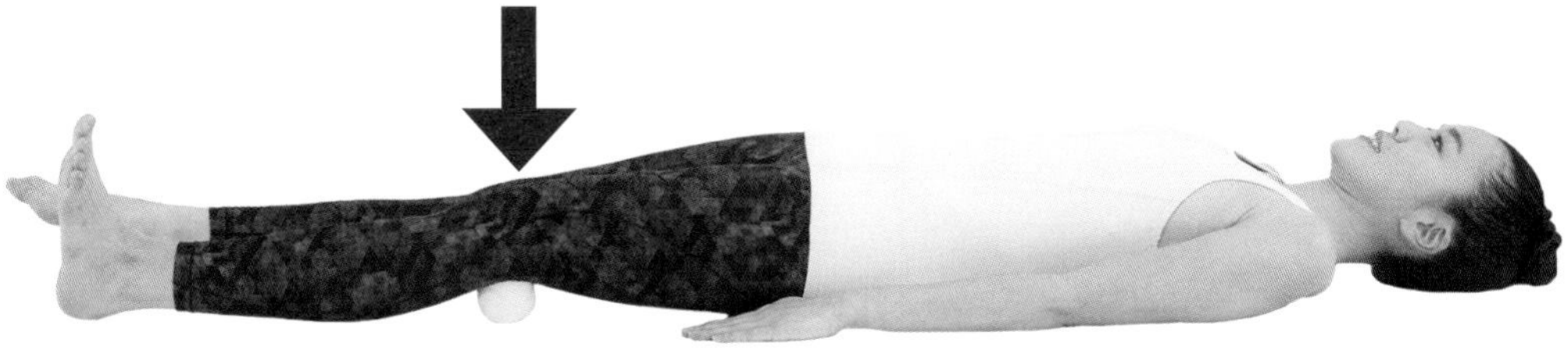

MEMO

ひざ周辺は体全体のバランス、また体重移動をコントロールする上で重要です。裏側は凝りに気づきにくいので要チェック。

夜の
寝たまま
ストレッチ

お尻ストレッチ

ねこ背の原因となる骨盤を主に支えているのはお尻です。疲労がたまりやすい部位ですが、ほぐす意識を持ちづらい部分でもあります。

こんな人に効く！

- 腰に痛みを感じやすい
- 腰やお尻に強張りや凝りを感じる

用意するもの

バスタオル１枚
硬く丸めて、ひもなどで固定させましょう。

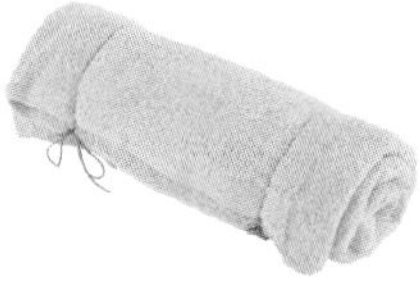

作り方は39ページ

1 バスタオルをお尻に当ててあお向けに寝る

あお向けに寝て、ひざを曲げて腰を浮かせ、お尻の仙骨の下に硬く丸めたバスタオルを置く。

MEMO

タオルを置く「仙骨」の位置の目安は、お尻と腰の境目あたり。骨盤を形成している重要な部位なので「ねこ背」矯正に効果大。

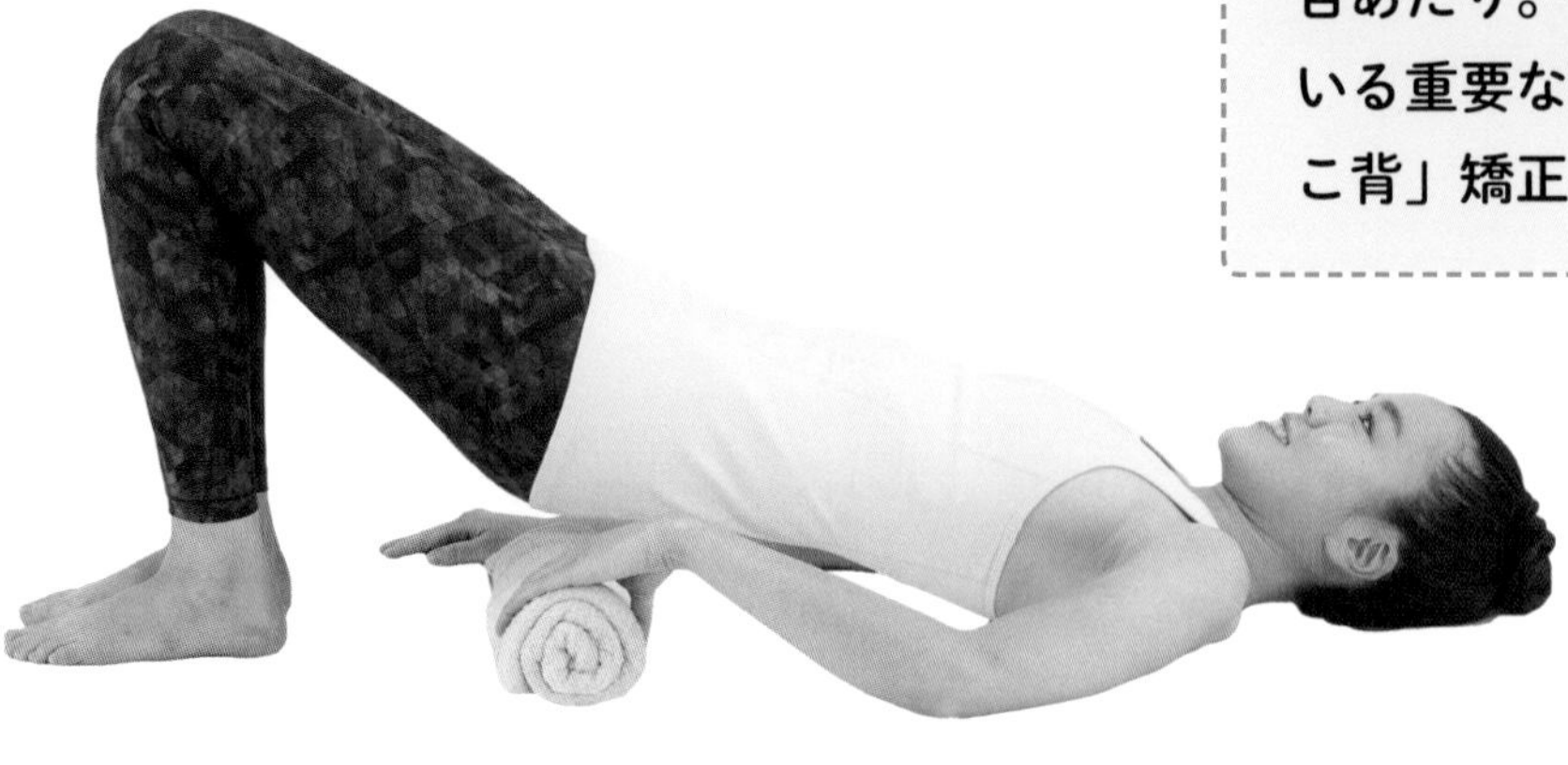

2 タオルに体重をかけてストレッチする

そのまま脚を伸ばしてタオルに体重をかける。手は胸の上で組む。

10秒キープ

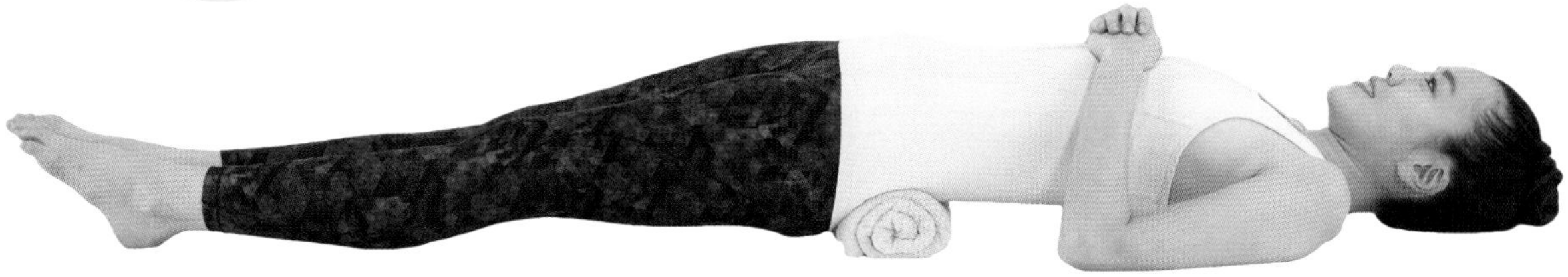

余裕があればさらにお尻でタオルをグッと押さえてもOK！

MEMO

「仙骨」まわりがよくほぐせたら、タオルを移動させて、凝っている場所をさらにほぐしましょう。

プラスαの
ねこ背矯正

壁押しストレッチ

壁を押す反力を利用して、背中と脚全体の筋肉をゆっくり伸ばします。いつでもどこでも気軽に行なえるストレッチです。

こんな人に
効く!

- 背中全体に張りや凝りを感じる
- 足裏全体に張りや凝りを感じる

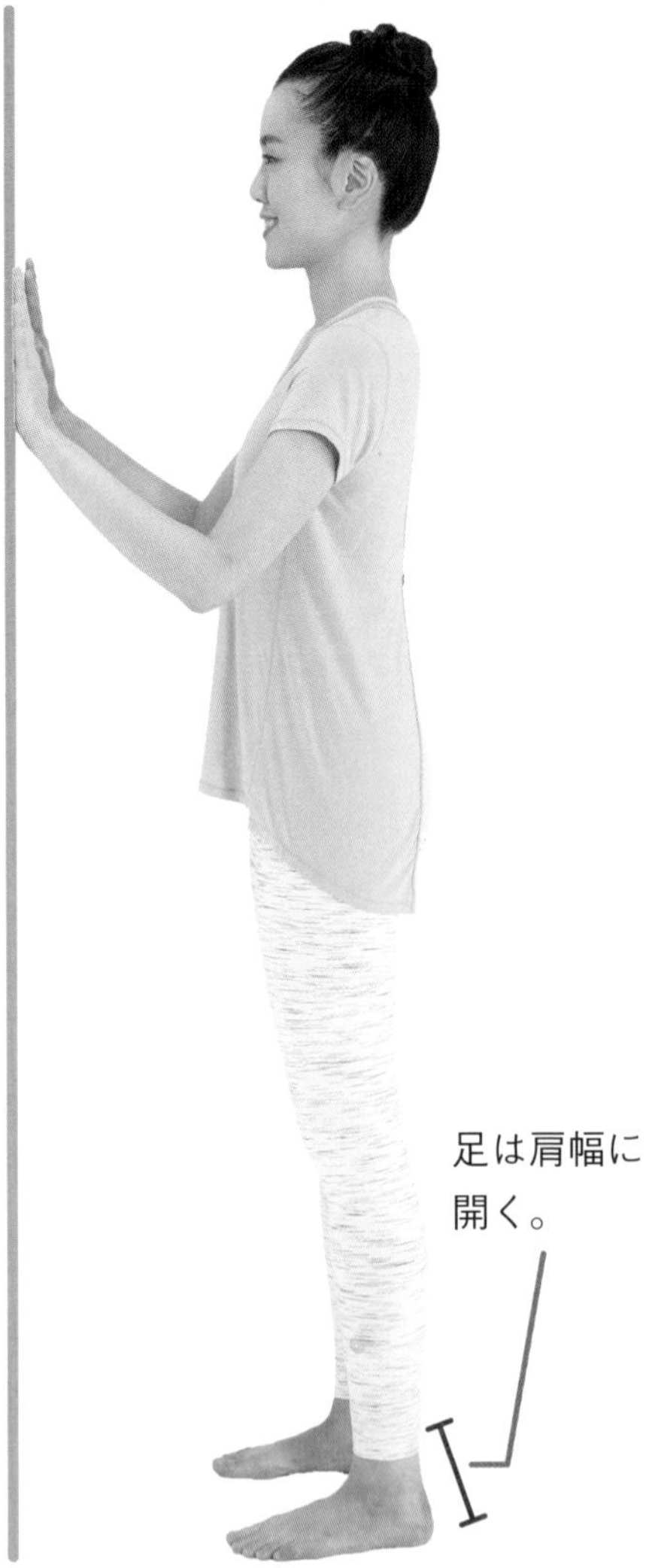

1 壁に両手を当てて まっすぐ立つ

ひじが曲がるくらいの距離で壁の前に立ち、手で壁を押さえて姿勢を正す。

2 片足を後ろに引いて もも裏を伸ばす

ひじが伸びる程度にそのまま片足を軽く後ろに引き、壁をゆっくりと強く押す。

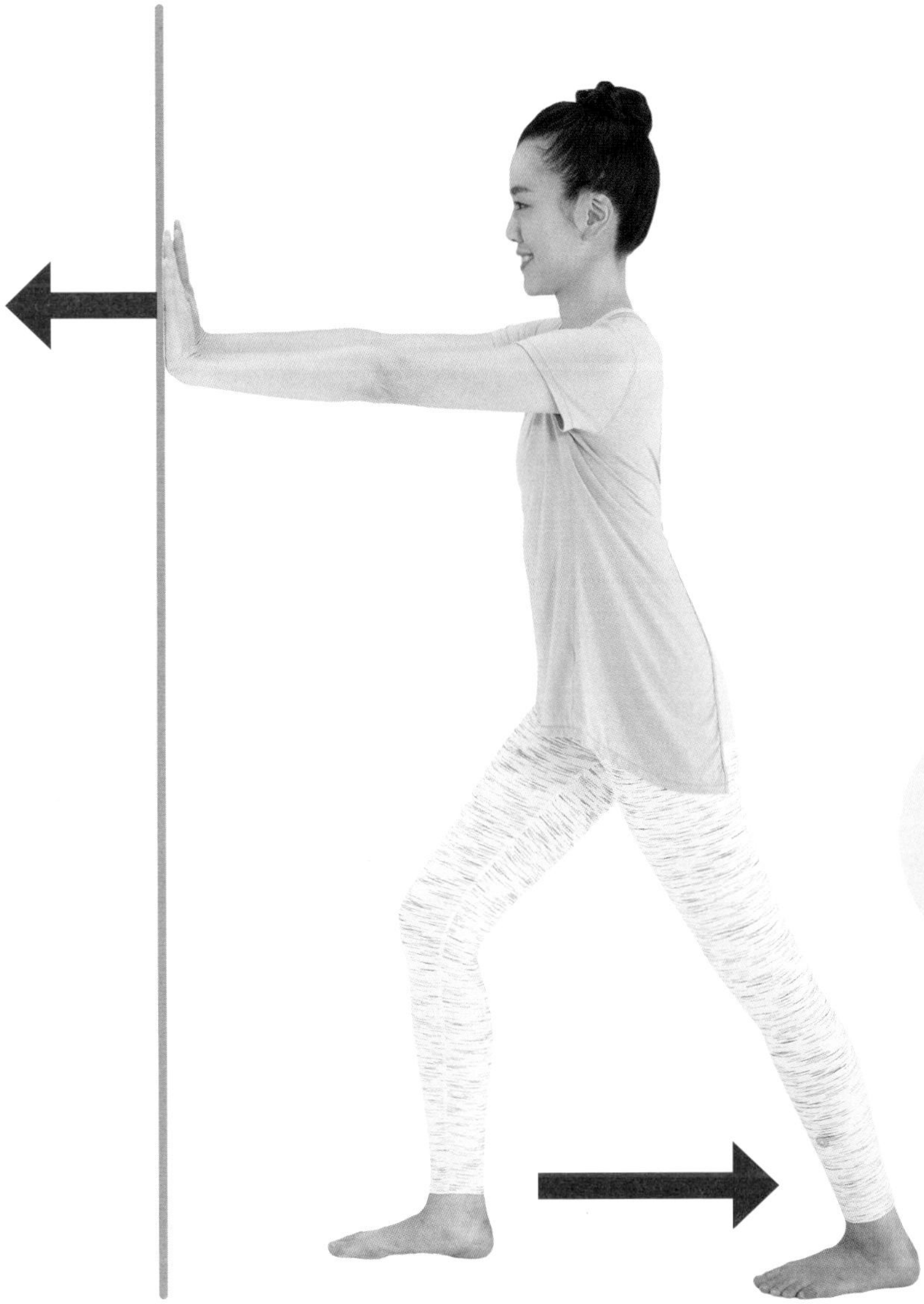

10秒キープ
反対側も同様に

MEMO

ゆっくりと体の背面が伸びるのを感じましょう。

プラスαの
ねこ背矯正

股関節リフト

床にある物を、腰を落とさずに手だけで拾おうとして腰を痛める人は多いようです。予防のために正しい腰の落とし方を学びましょう。

こんな人に
効く!

- ●太ももの前側に張りや凝りを感じる
- ●腰まわりに張りや凝りを感じる

1 腰骨をつかんで立つ

リラックスして立ち、骨盤をつかむように腰骨あたりに手を添える。

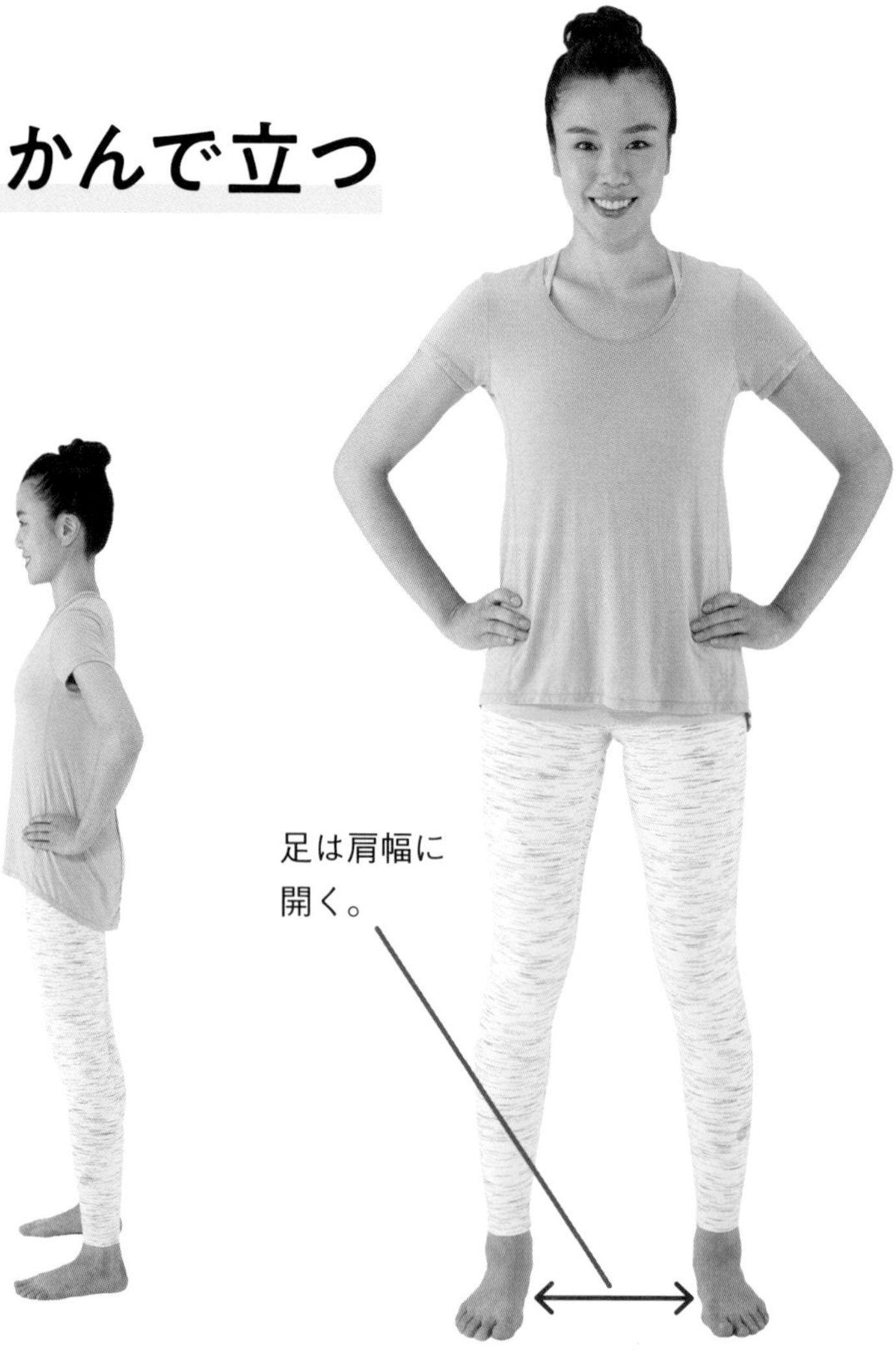

2 お尻を後ろに引く

手でつかんでいる部分から腰を折る。

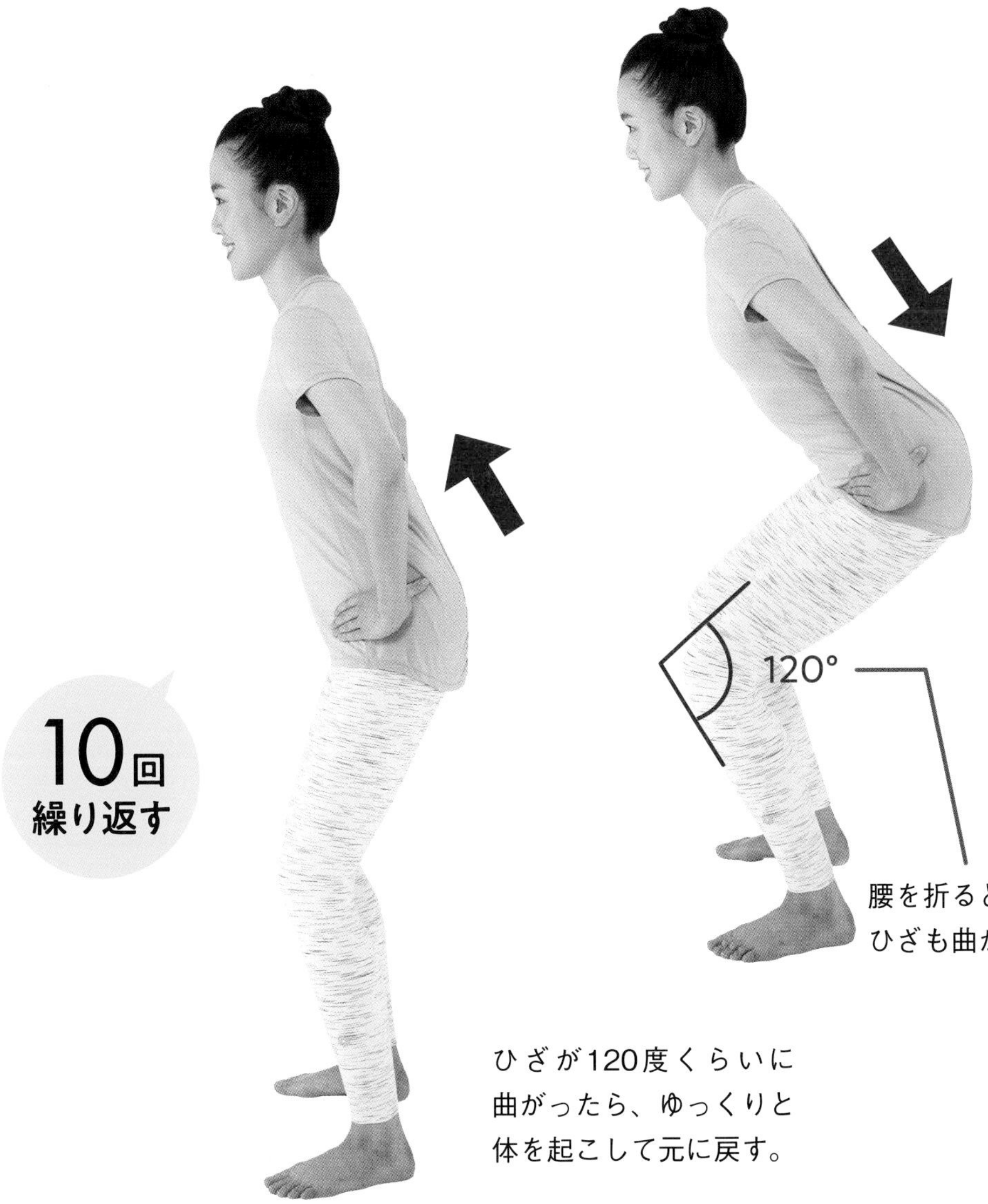

腰を折ると自然にひざも曲がる。

ひざが120度くらいに曲がったら、ゆっくりと体を起こして元に戻す。

MEMO

ひざを意識するのではなく、つかんでいる手を軸に腰から倒すと、うまく体全体が曲がってひざが自然と曲がる感覚をつかみやすくなります。

プラスαの
ねこ背矯正

股関節ウォーク

筋肉が減ると歩き方も崩れていきます。正しい歩き方は股関節を意識すること。手で股関節をつかむと、その意識がしやすくなります。

こんな人に
効く!

- 太ももの前側に張りや凝りを感じる
- 腰まわりに張りや凝りを感じる

1 腰骨をつかんで立つ

リラックスして立ち、骨盤をつかむように腰骨あたりに手を添える。

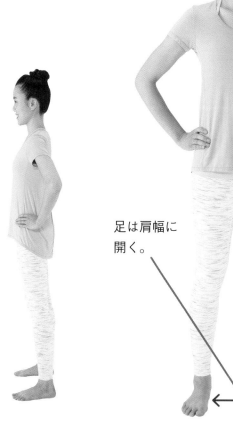

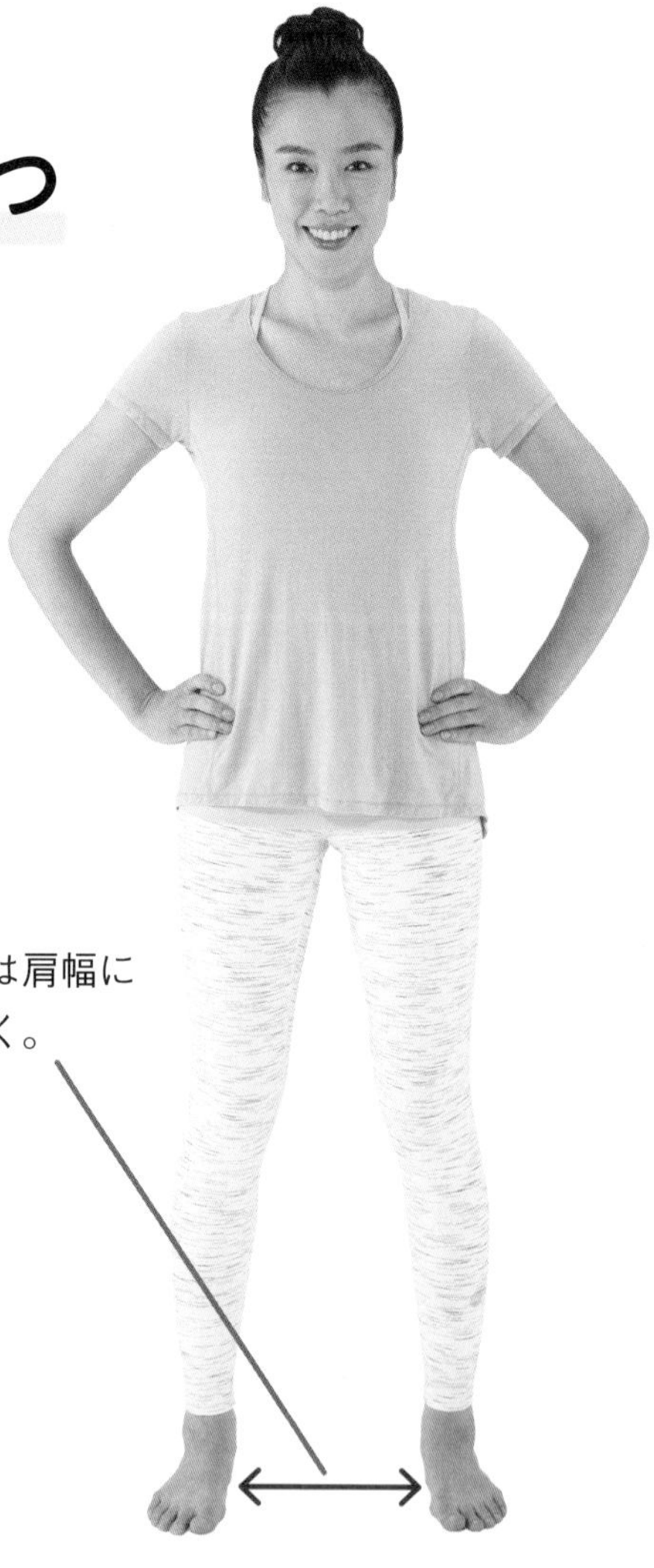

2 いつもより少し大股で10歩前に進む

骨盤に手を添えた状態で、片足をいつもより5cm前に踏み出して歩き始める。次に後ろ足できちんと地面を蹴り、そのまま足をいつもより5cm前へ。

10歩進み、さらに反対の足から歩き始めて10歩進む。

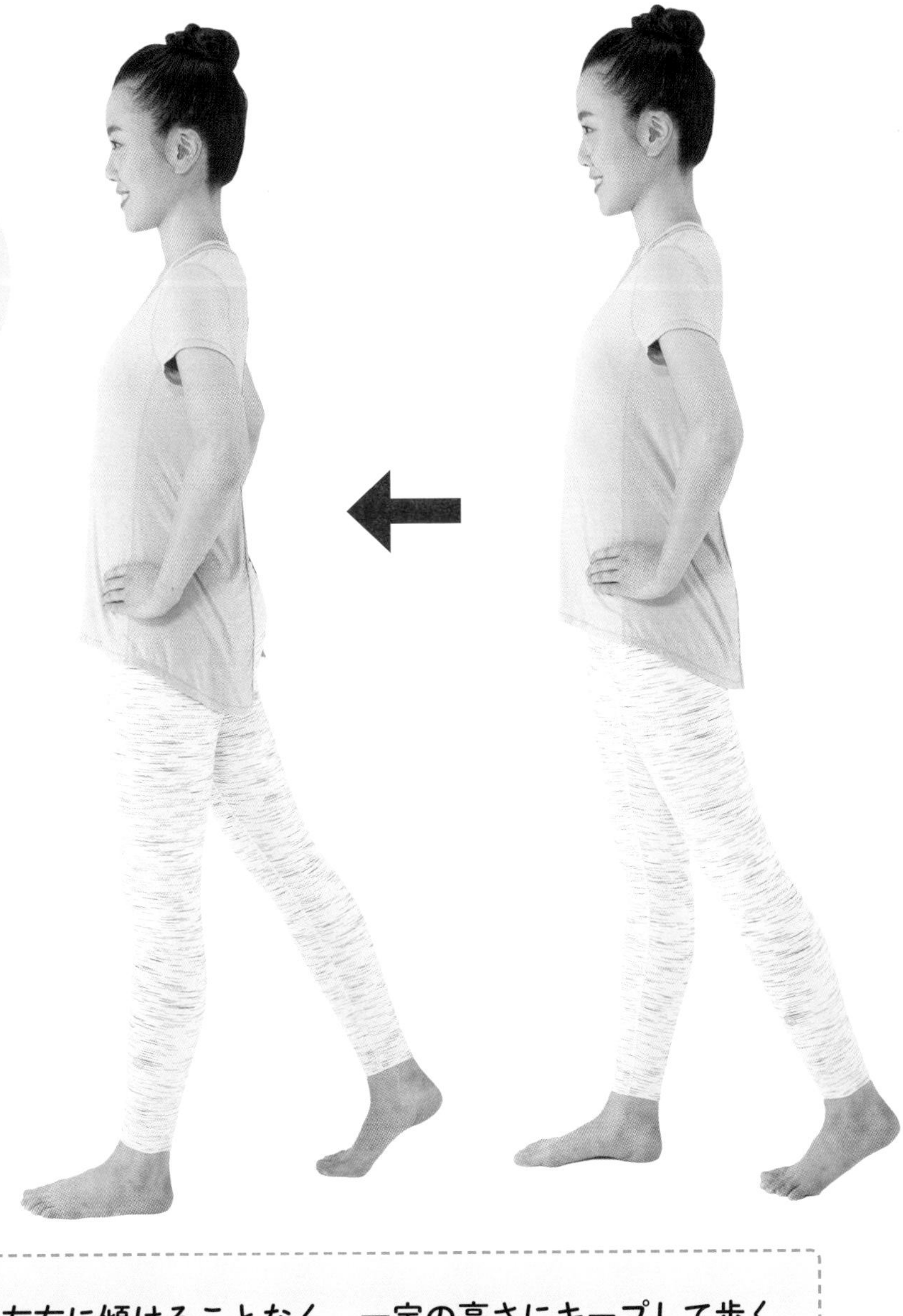

MEMO

腰の位置を上下左右に傾けることなく、一定の高さにキープして歩くことを意識します。体全体は正しい姿勢のまま前に進みましょう。

＋
プラスαのねこ背矯正

足ほぐし

足は体のバランスを取る上で重要な役割を果たしています。足指や足首まわりの筋肉がほぐれると動作の機能性が高まります。

こんな人に効く!
- 足指の動きがなんだか悪いと感じる
- 足の甲の筋肉を触ると、凝りや痛みがある

1 足の指と指の間をほぐす

床に座って両足を伸ばす。片足をひざから曲げてもう片方の足にのせ、反対側の手で足の指の間をほぐす。

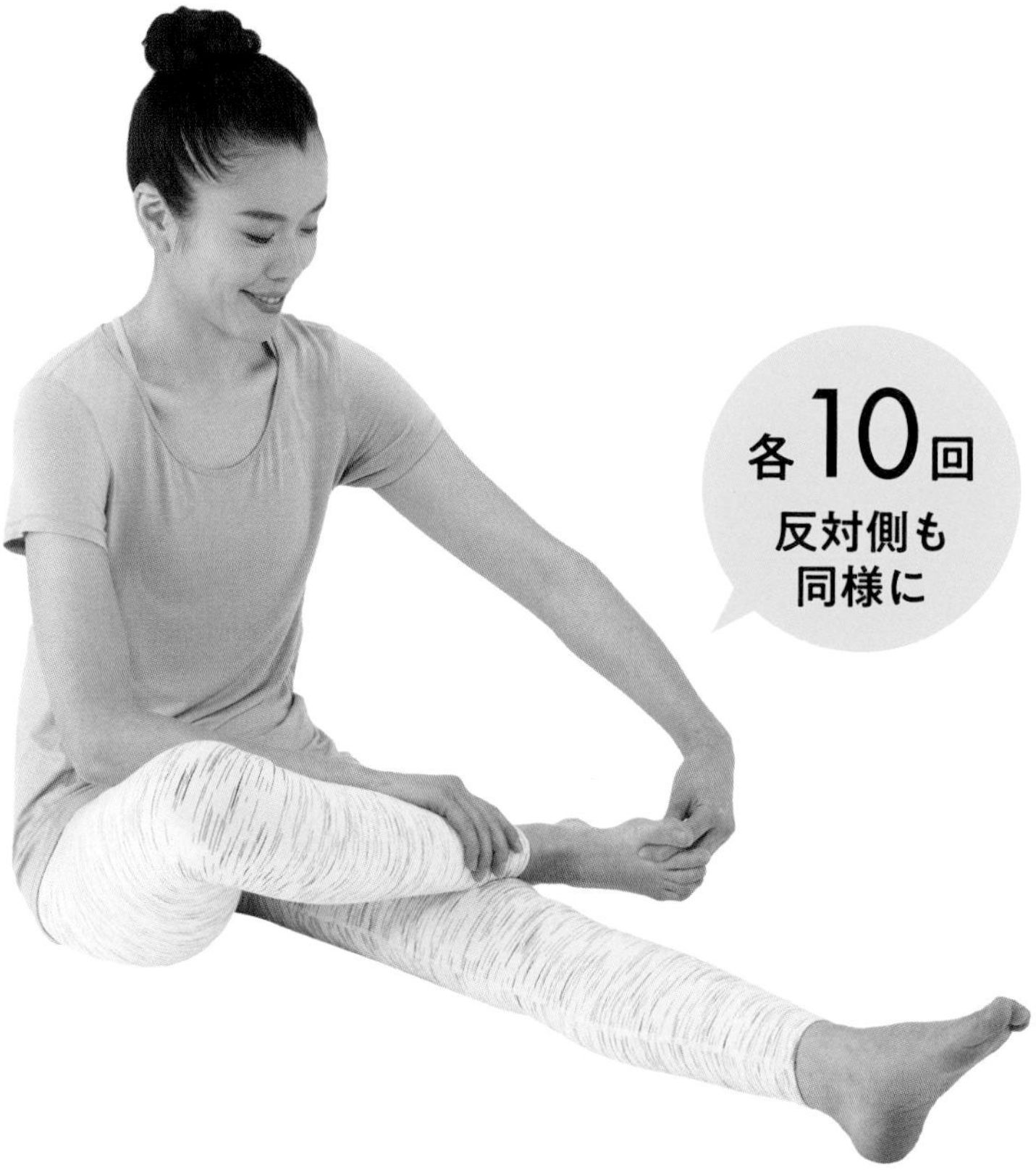

各10回
反対側も同様に

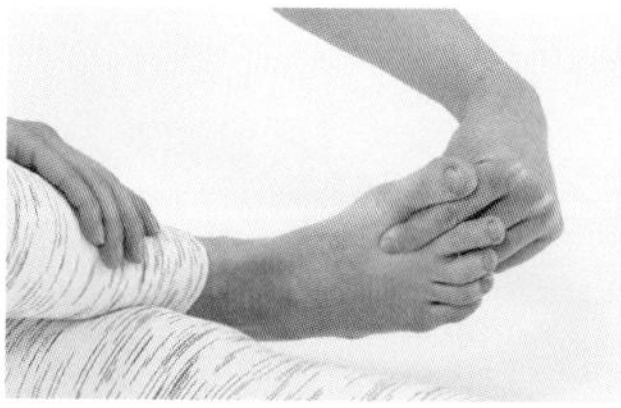

曲げた足の親指と人差し指の間に反対の手の指を入れ、水かき部分をもむ。

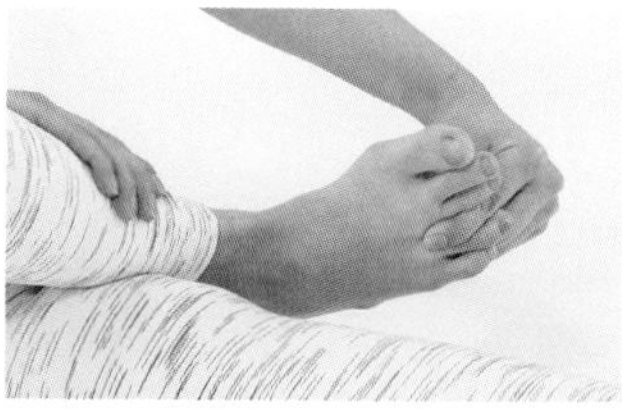

上から順番に、各指の間の水かき部分の筋肉を丁寧にしっかりとほぐす。

2 アキレス腱をほぐす

次に、その状態でアキレス腱を手の指でつまんで丁寧にもみほぐす。

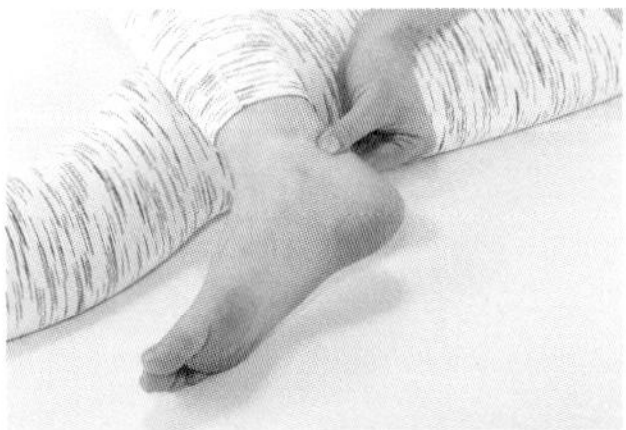

少しずつ指を下にずらしながら丁寧にほぐす。

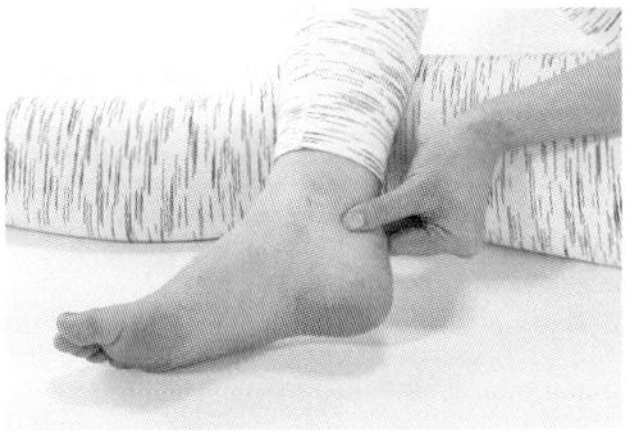

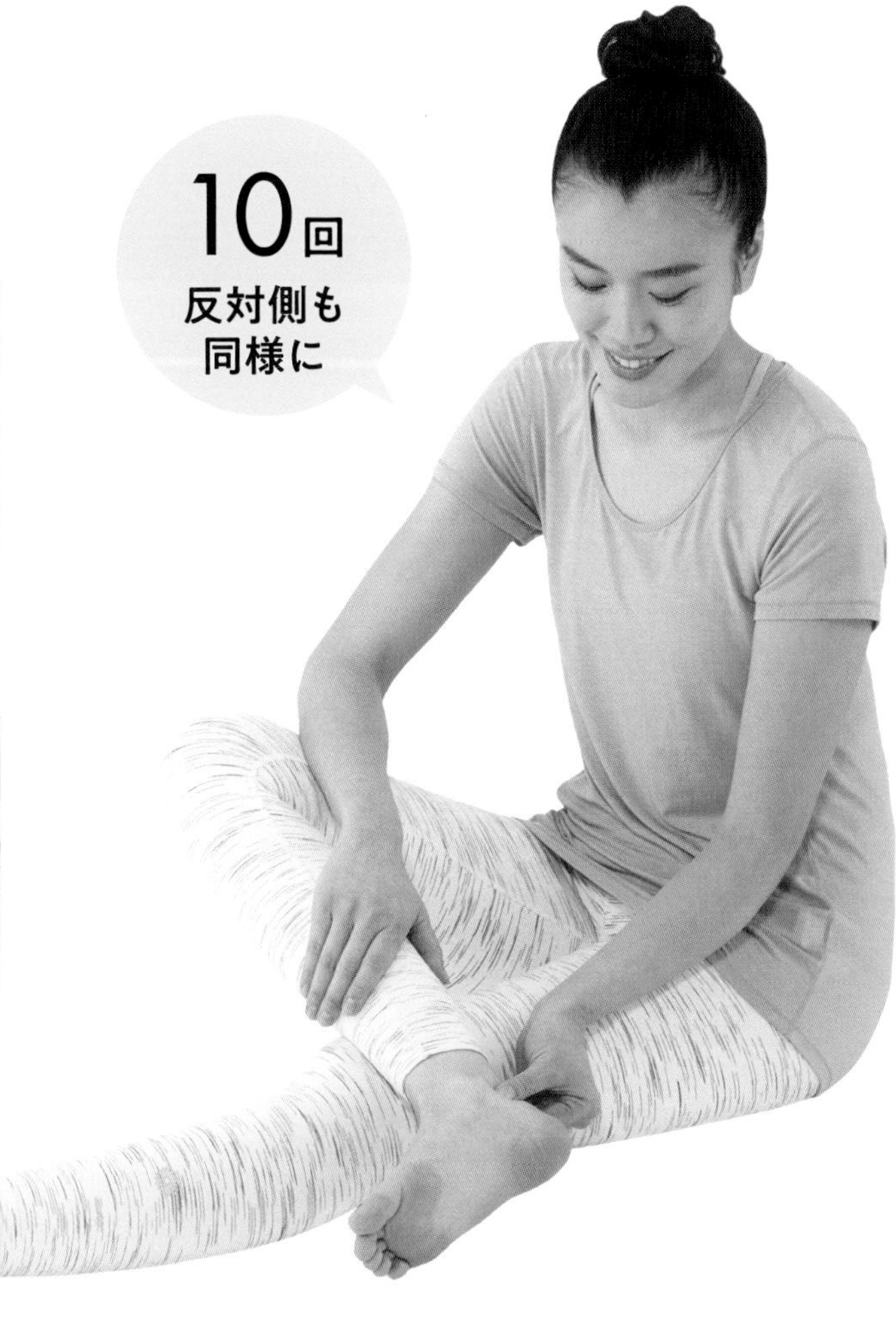

MEMO

水かきやかかとをほぐすとバランスを取りやすくなります。筋肉が少ない部分は凝りに気づきにくいので、こまめに取り組みましょう。

＋
プラスαのねこ背矯正

耳下ほぐし

耳の下は「首のつけ根」でもあり、凝りや詰まりが起きやすい場所です。緩めることでねこ背だけでなく顔のむくみ解消にも。

こんな人に効く!

- 首や肩が凝りやすい
- パソコンやスマートフォンを長時間使うことが多い

1 耳の下のくぼみを指で押す

耳の下のくぼみに、人差し指と中指をそろえて当てて押す。

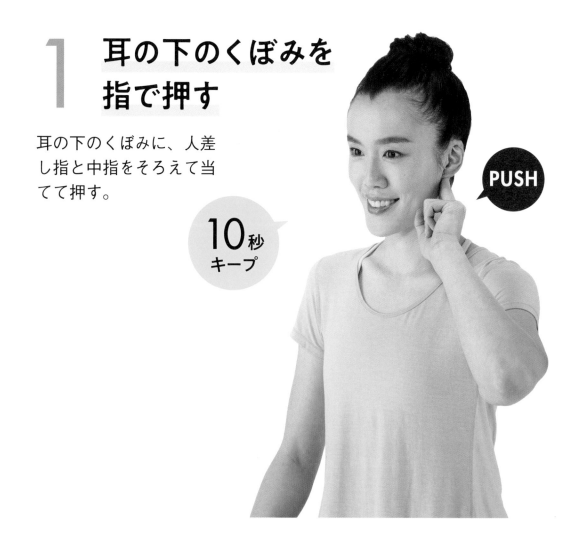

10秒キープ

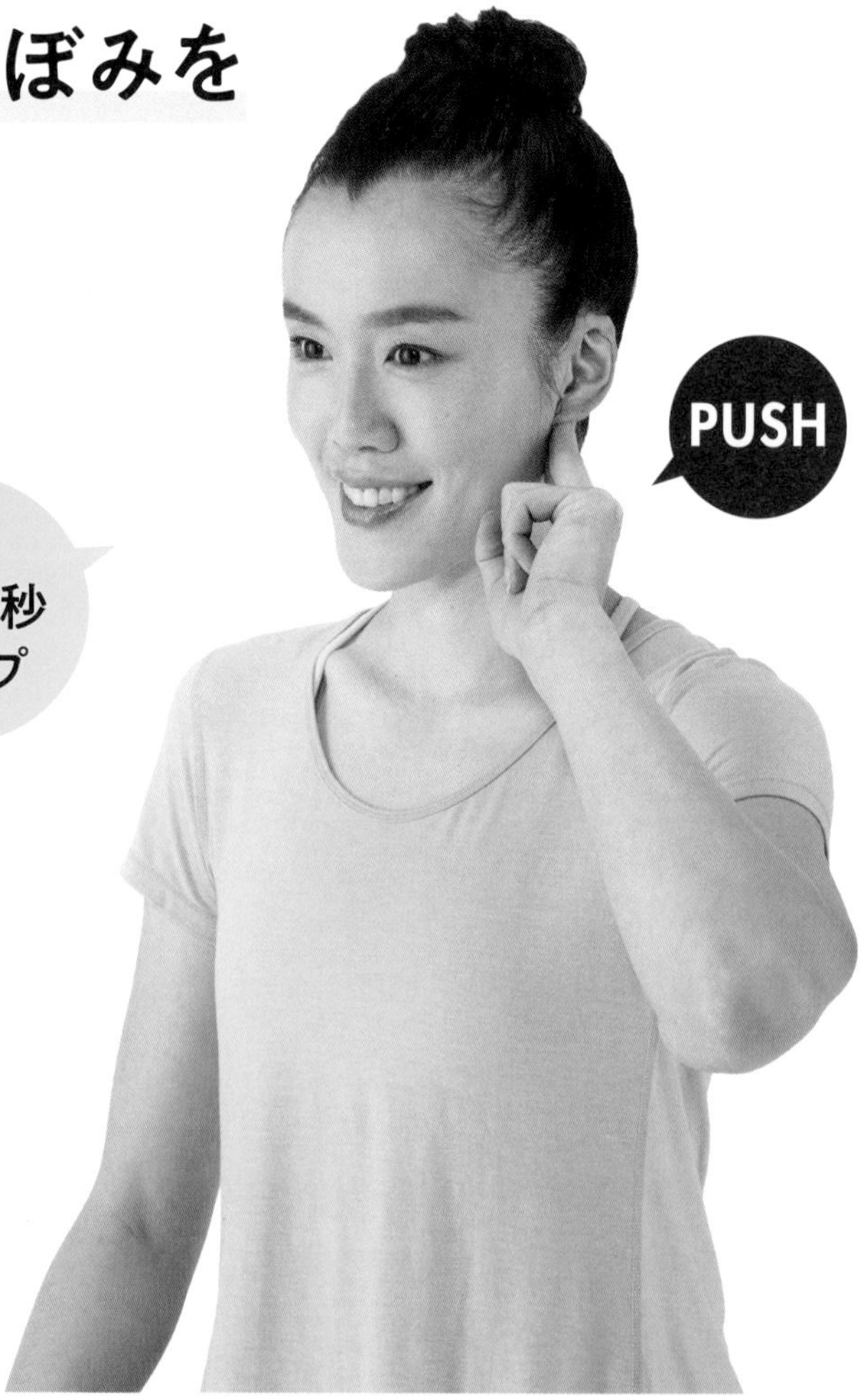

後ろから見ると……

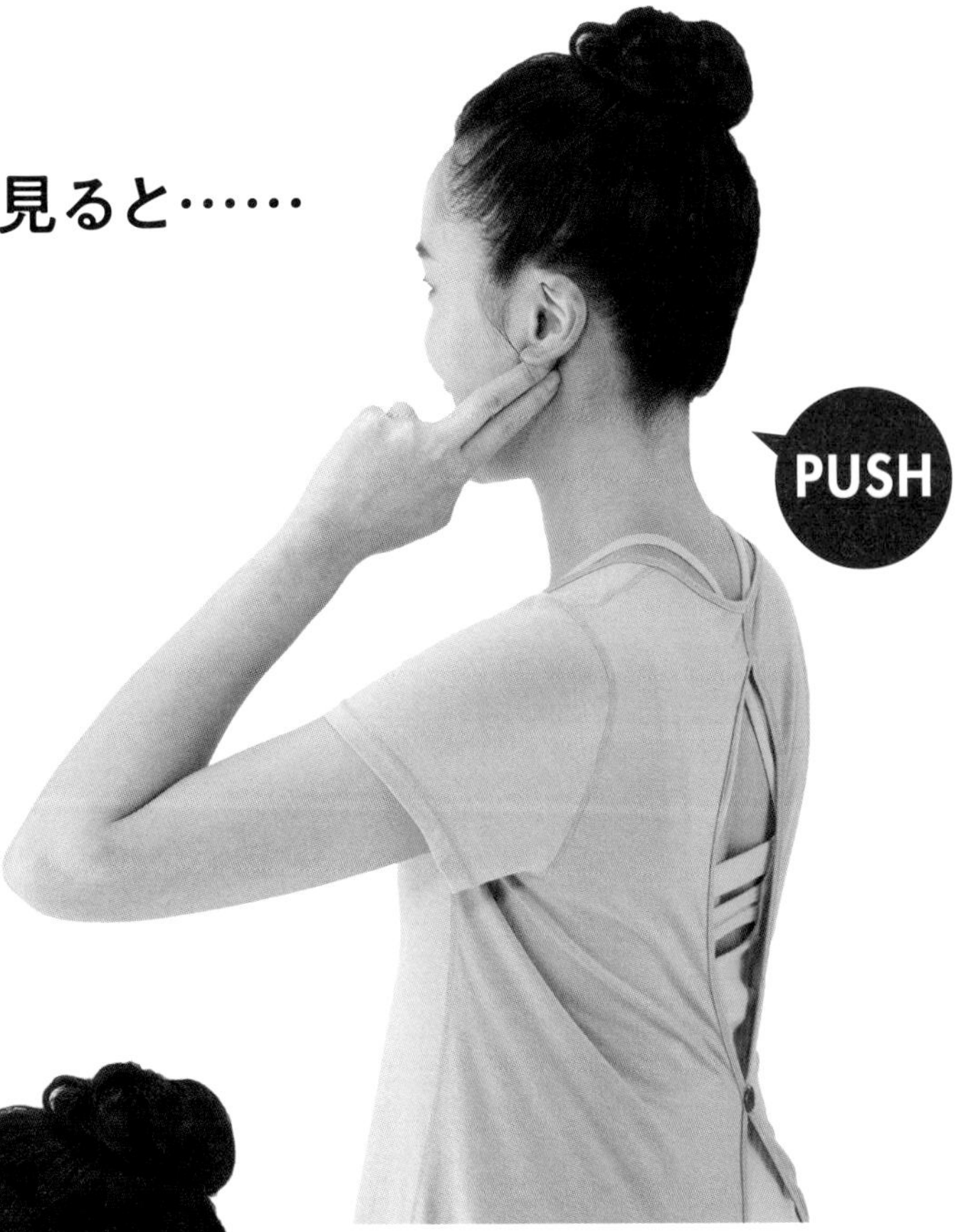

2 指を下にずらして押す

押さえる位置を少し下にずらして、同じように押す。反対側も同様に。

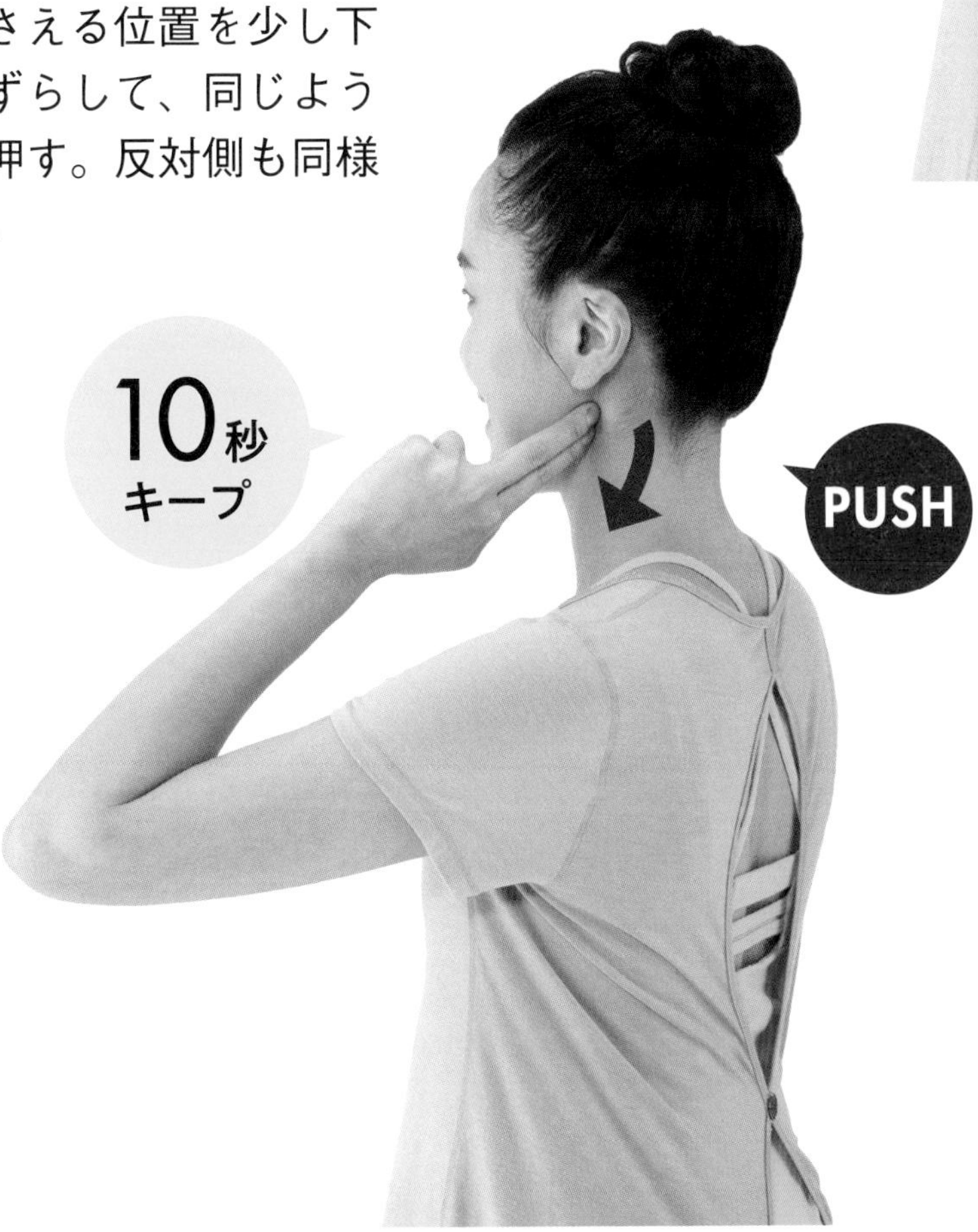

COLUMN

子どものねこ背とシニアのねこ背

近年、私の治療院に、年配の方やお子さんの「ねこ背」に悩みを抱えて来院される方が増えていると感じています。

本書の冒頭でも触れましたが、スマートフォン（スマホ）の急速な普及によって、子どもから年配の方まで、何かしらの画面を見ている時間が増えたことなどが大きな要因の一つではないかと考えています。「視線が下がり、首や頭に負担をかけている」「同じ姿勢を長く続ける」など、知らず知らずのうちに体のどこかに負担やストレスをかけてはいないでしょうか。こうして正しい姿勢が崩れ、ねこ背になりやすい生活習慣が定着してしまっています。

子どもの場合、改善には大人のサポートが必要になります。保護者の方がねこ背に対する正しい知識を学ぶとともに、スマホの使い方やルール、日常の姿勢をお子さんと一緒に見直すところから始めましょう。

また、40歳を過ぎると筋肉の量が減り、伸縮機能も落ちていくため、強張りや凝りを感じることが増えてきます。60歳を過ぎた頃からは、悪い姿勢が続くと骨にも影響が出てくる場合があるので注意が必要です。

ただ骨さえ曲がっていなければ、体を支える筋肉をほぐして機能を取り戻すことで、姿勢や体の使い方は変えることができます。無理のない範囲で本書のストレッチに取り組んでいただき、首、肩甲骨、背骨、骨盤、足に関わる筋肉をほぐしましょう。

日々「立つ」「座る」「歩く」ときに正しい姿勢で過ごすことを心がければ、体も生活も、よりよくなります。

3章

一生「背すじ」をピンと保てる習慣

正しい体の使い方をマスターしよう

日々のちょっとした意識が大事

「正しい姿勢を保てる体を作ろう」

そう考えると、人は「鍛える」ことに意識が向きがちです。確かに間違いではありません。

しかし、そもそも「ねこ背」の人が体を鍛えると、歪《ゆが》みによって負担がかかっている場所に、余計に負荷をかけてしまいます。そうなると、ケガなどにつながる可能性があります。

正しい姿勢、要するに「正しい体の使い方」は、端的にいうと**「本来あるべき位置に骨格がきちんと収まっている」**ことです。

そのためには一体、どうしたらいいでしょうか？

それが何度もお伝えしてきたように、日々自分の姿勢を確認することなのです。

悪い姿勢＝「ねこ背」の特徴（67～69ページ参照）を確認し、できる限り骨格の位置を修正する意識を持つことが大事です。

チェックする中で、もし体のどこかに突っ張りなどの違和感を抱く箇所があれば、筋肉に強張りや凝りがあるサインです。

それをほぐしていくことで、その筋肉に関連する関節の可動域が正常になり、骨格を正常な位置に戻すことができます。

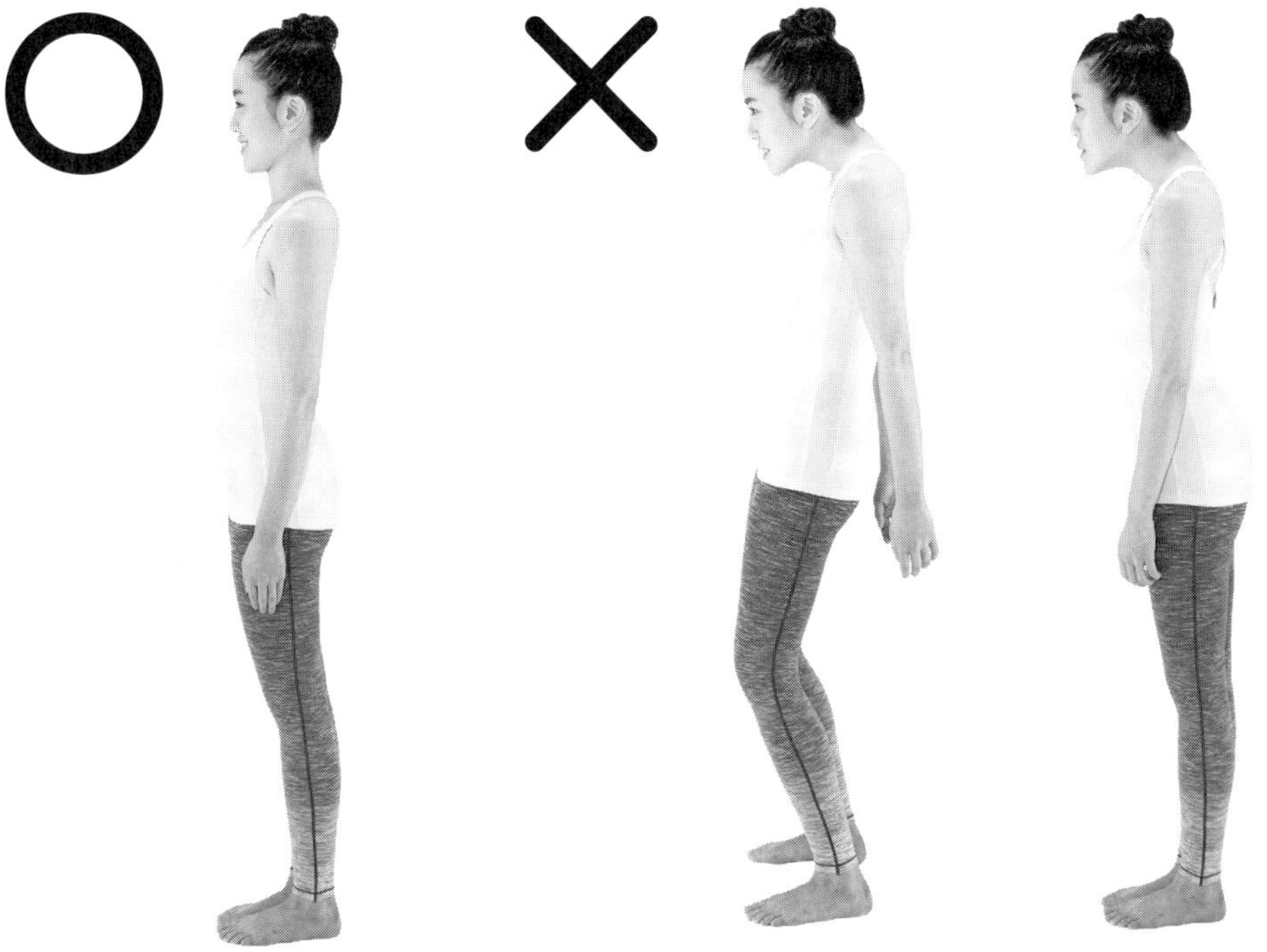

正しい姿勢
（34ページ参照）

骨盤後傾型
（37ページ参照）

骨盤前傾型
（36ページ参照）

立ち方

正しい姿勢は、まず筋肉に緊張がなく、体全体が自然にリラックスした状態になっています。

その状態を基本に、**横から見ると耳、首、肩、骨盤、ひざ、外くるぶしが一直線上になっているのが理想の正しい姿勢です。**そして、顔がしっかりと体の前後の幅に収まっている状態になっています。これが本来の「正しい姿勢」です。

一方、悪い姿勢、つまり「ねこ背」はそもそも見た目の第一印象があまりよくありません。たとえば、あごが体より前に飛び出していたり、背中が丸まっていたり、お腹が緩んでいたり、お尻が突き出ていたり……。

姿勢が悪いと、その人から覇気が感じられないことが多いものです。

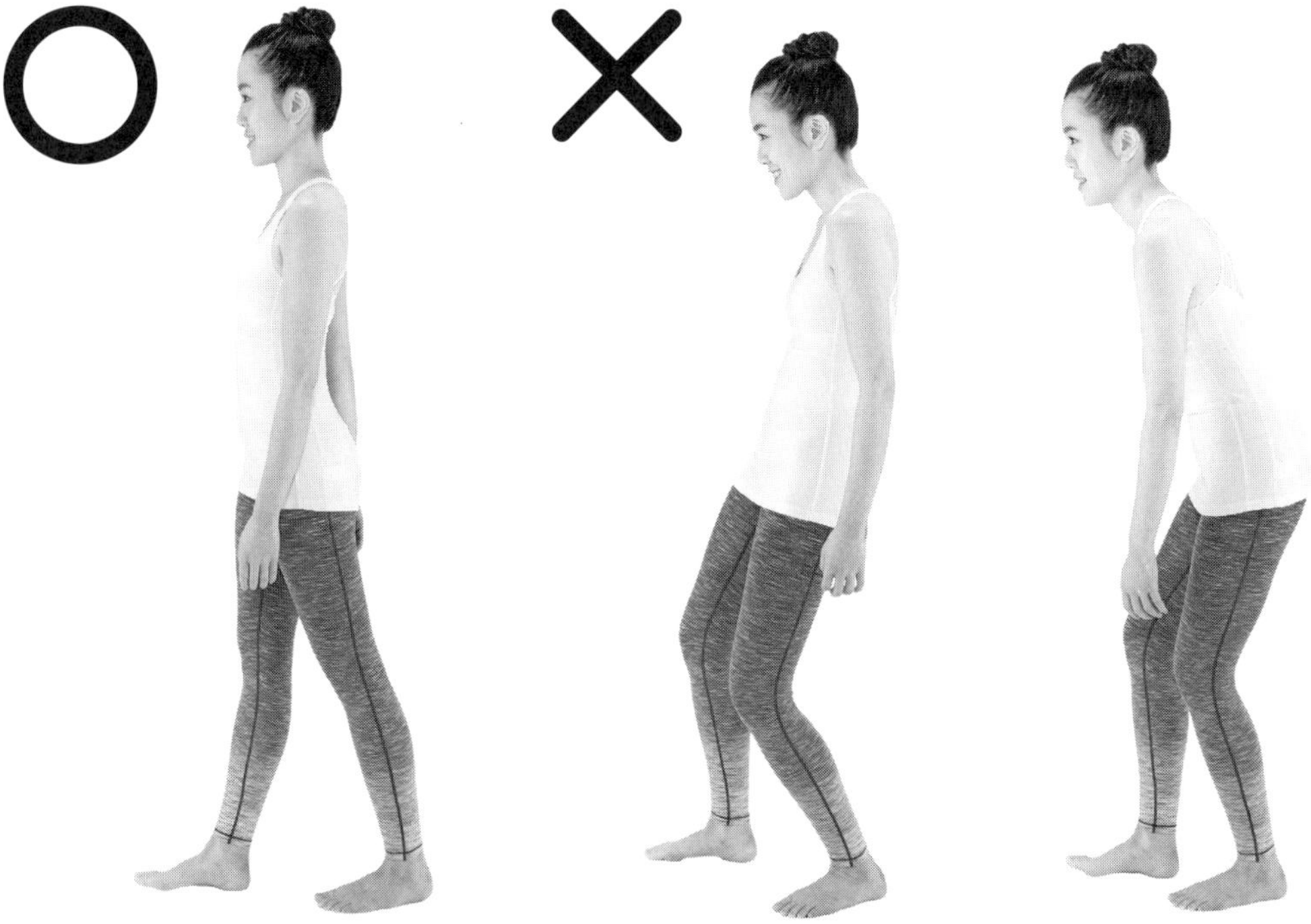

正しい歩き方

骨盤後傾型
（37ページ参照）

骨盤前傾型
（36ページ参照）

歩き方

正しい歩き方は、正しい姿勢で立つことが基本です。

まず、耳、首、肩、骨盤、ひざ、外くるぶしを一本の線で結ぶように立ちます。そこから**歩幅をいつもより５㎝前に踏み出し、かかとから地面に下ろします**。次に腰から上はそのまま「立ち姿勢」を保ち、**後ろ足はつま先で地面を蹴り出して再びかかとから地面に下ろします**。

骨盤前傾型の歩き方は歩き出すと歩幅が大きく出ず、ひざが伸ばせないためにかかとから地面に下ろすことが困難です。

また、骨盤後傾型はお腹が出ていて体が「くの字」になります。歩き出すとロボットのようにひざから歩き、手でバランスを取ってしまいます。

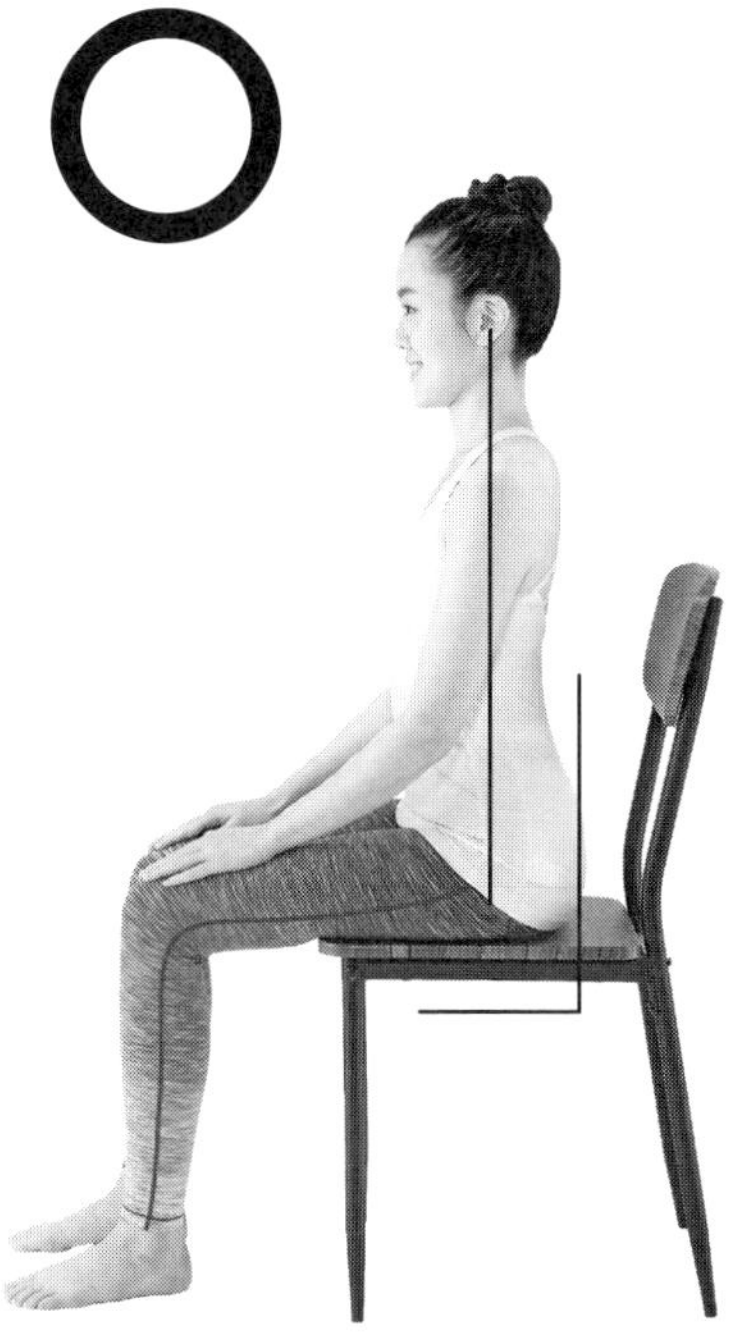

正しい座り方

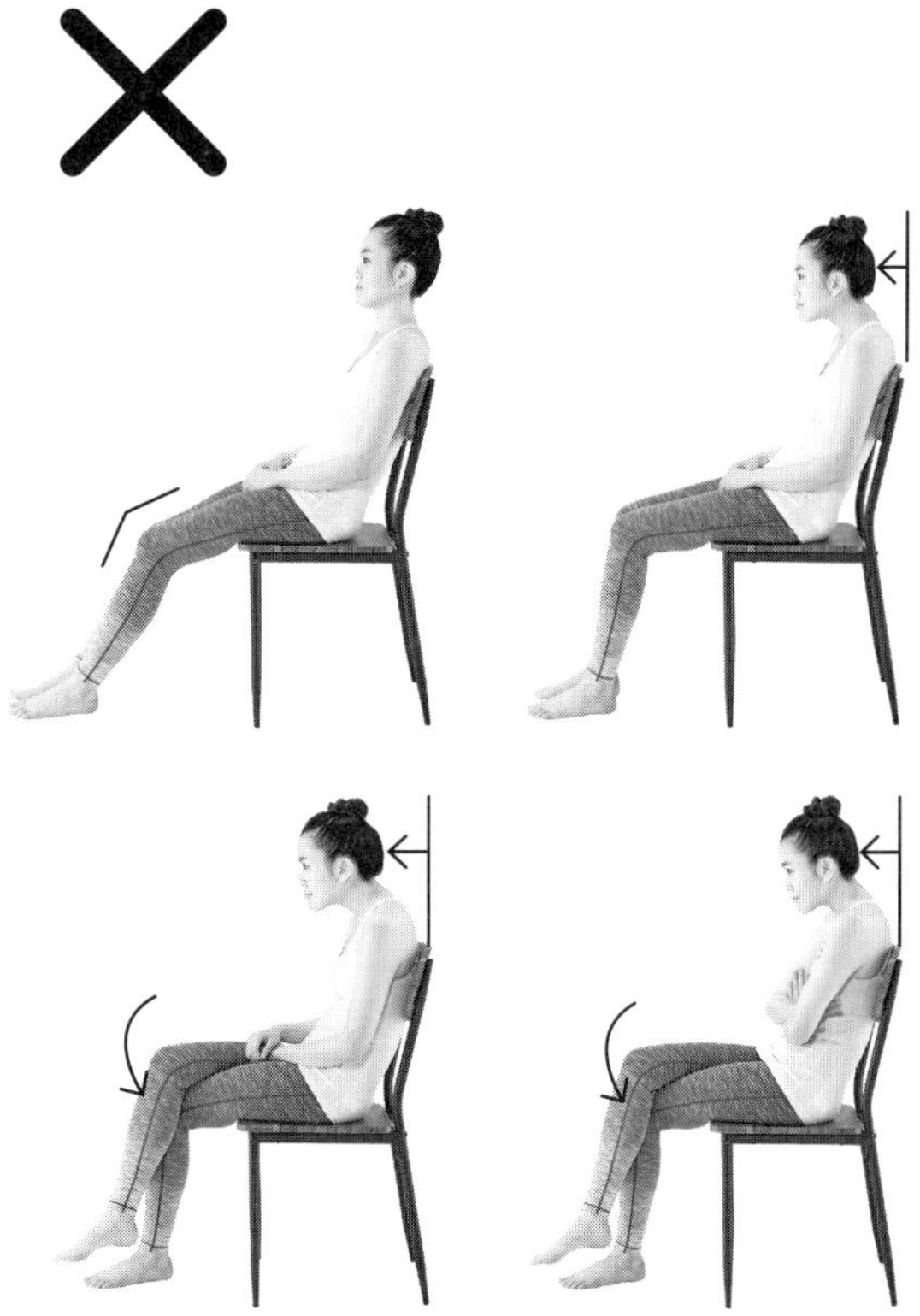

座り方

正しく座るには、**骨盤を立たせるように座ること**です。そうすると、お尻の真ん中にある骨である「坐骨《ざこつ》」が少し刺激されるのが分かると思います。

横から見ると、耳、首、肩、骨盤が一直線に並ぶようにイスに浅く座った状態です。そのとき、ひざも外に開かず自然と正面を向くような状態が正しい座り方です。

悪い座り方は「ねこ背」と同じように悪い癖が出てしまいます。

たとえば、背中が丸まったり、足を組んだり、両足をイスに引っ掛けたり、足を投げ出したりと、悪い立ち姿勢と同様に第一印象がよくありません。

やはり体のどこかがトラブルを起こしているため、別でカバーしているのでしょう。

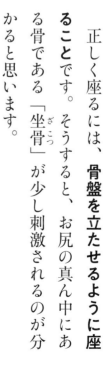

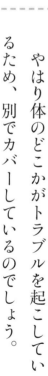

日常生活と家事の動作ポイント

普段の生活をチェック！

日常生活を送る上で毎日ルーティーンのように「ねこ背」の原因を作っている動作はたくさんあります。

たとえば、家事に関わること。食事の支度や洗い物のときには、中腰になることが多いでしょう。また、ゴミ出しのときには床からゴミの入った重い袋を持ち上げます。

ほかにも、お風呂の掃除では湯船を洗うときにひざを曲げることが多く、知らず知らずのうちに腰やひざに負担やストレスがかかっています。

ということは、筋肉に張りや凝りの原因を作ることはもちろん、骨盤の歪みを生じさせる可能性が多く潜んでいるのです。

普段の生活を振り返っても、これだけ気づかぬうちに「ねこ背」の原因を作る姿勢や動作を行なっています。

最近はスマートフォン（スマホ）で画面を見ることが増え、顔を突き出したり、あごを上げたりして首にストレスをかけています。

そして、階段の上り下り、寝起きすること、イスに座ったり立ち上がったりすることなど、「体勢を変える動作」は、歳を取ると痛みの発生につながることもあります。

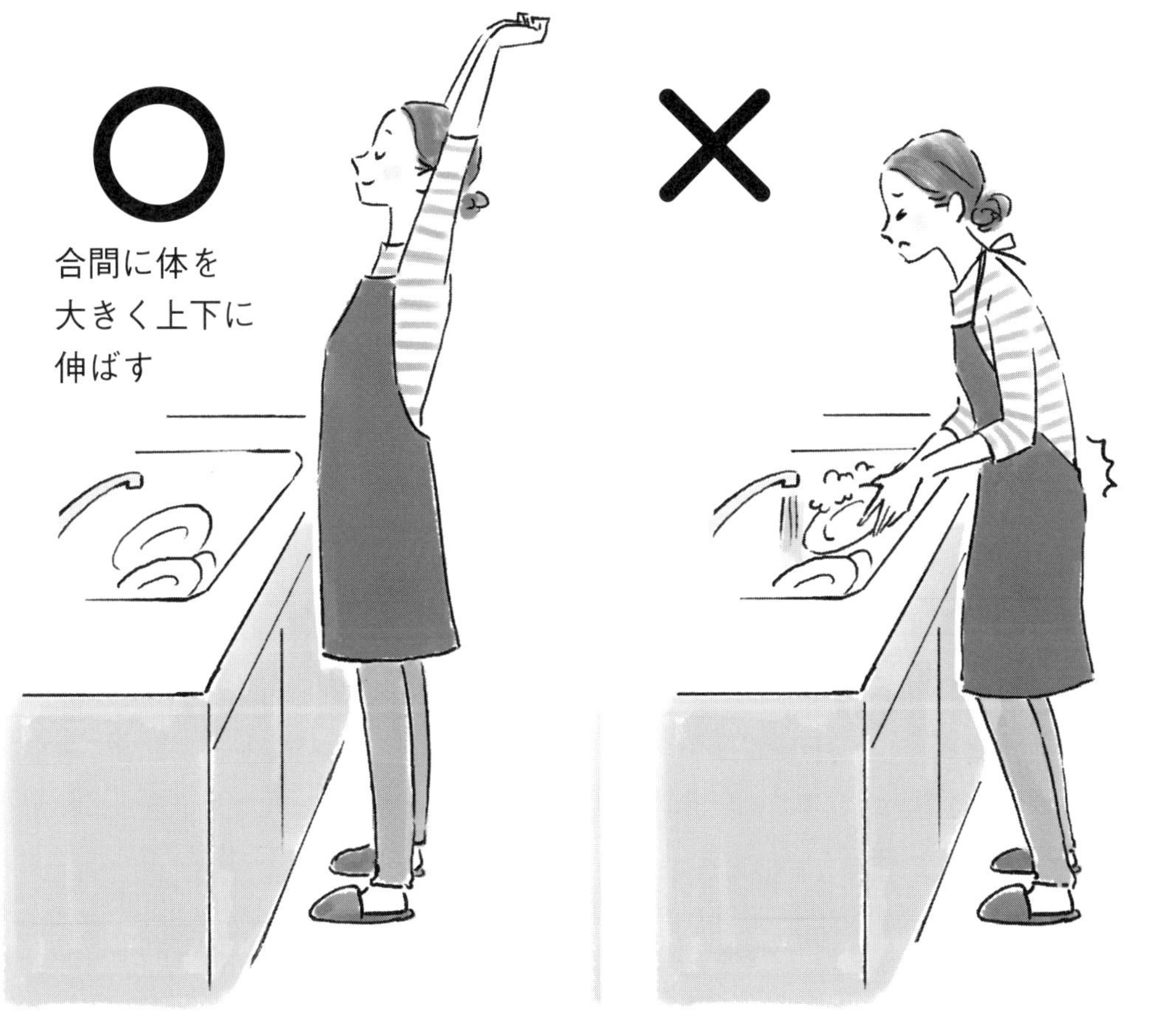

食器洗いをする

食事後、食器の後片付けが憂うつになることはありませんか？

年齢に関係なく、洗い物が面倒だからという理由でおっくうに感じる人も多くいらっしゃると思いますが、それ以上に「中腰の状態を長く続けると腰が痛くなるからつらい」という声もよく耳にします。こうなってしまうと、腰や背中の筋肉が固まってしまい、「ねこ背」の原因になってしまいます。

この場合は、**「負荷のかかる体勢を続ける」ことを防ぐ**のが大切です。そのために、洗い物が5分以上続く場合には、**合間に体を大きく上下に伸ばす**ことがおすすめです。腰や背中の筋肉が固まらないようにほぐすような工夫をすることで、「ねこ背」の原因を取り除くことができます。

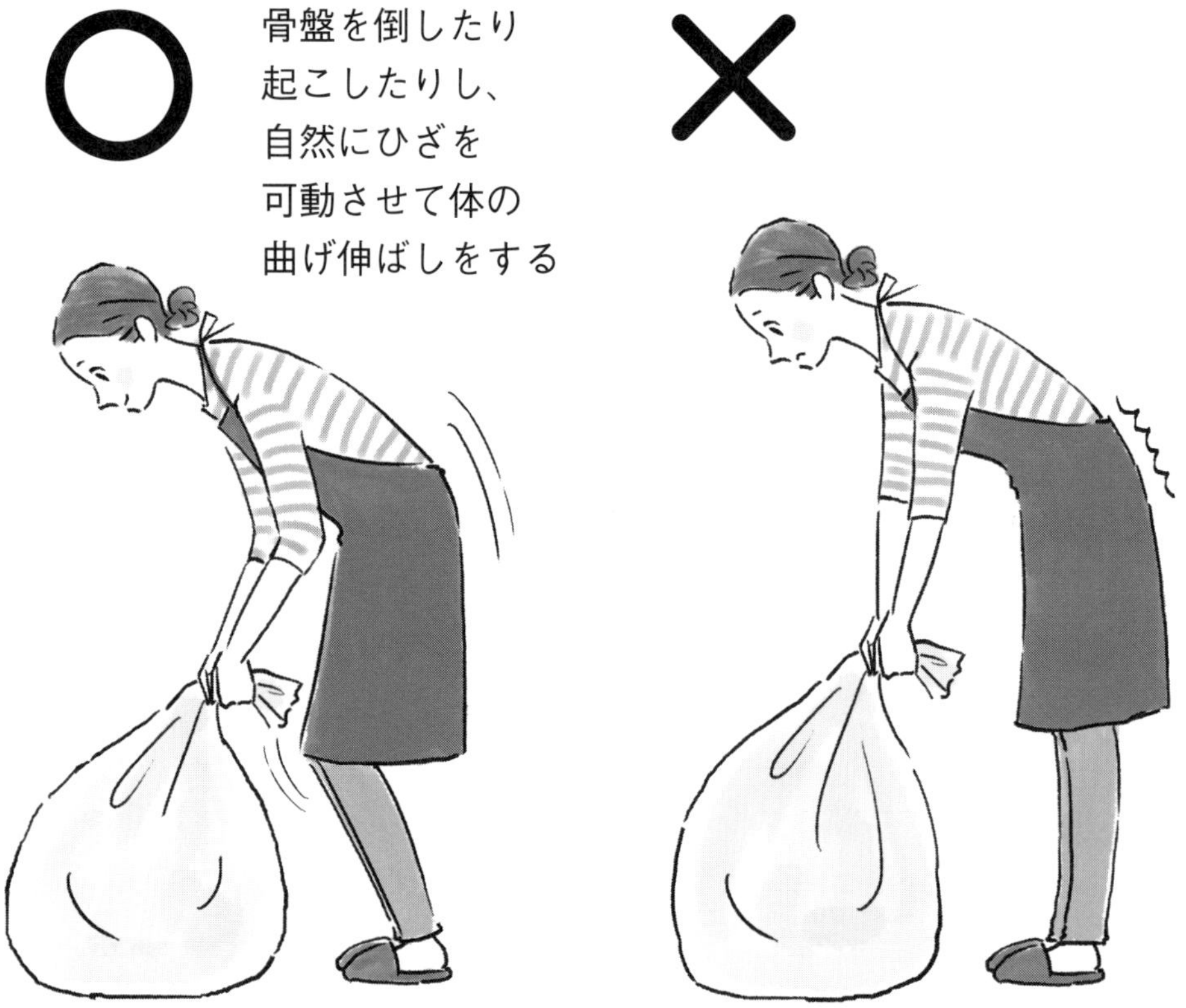
○
骨盤を倒したり
起こしたりし、
自然にひざを
可動させて体の
曲げ伸ばしをする
×

ゴミ出しをする

ゴミの入った袋を持ち上げたり下ろしたりするときには、思っている以上に足腰に負担がかかっています。

40歳を過ぎると筋肉量が減るため、これまでの若い頃のように上半身の筋肉だけで持ち上げたり下ろしたりすると、ギックリ腰などになる危険性が増します。

ですので、ゴミを扱うときに大事なのは腰を曲げるのではなく、**骨盤を倒したり起こしたりし、自然にひざを可動させて体の曲げ伸ばしをすること**です（56・57ページ参照）。

すると、下半身との連動性が働き、体全体を使って動作を行なうことができます。

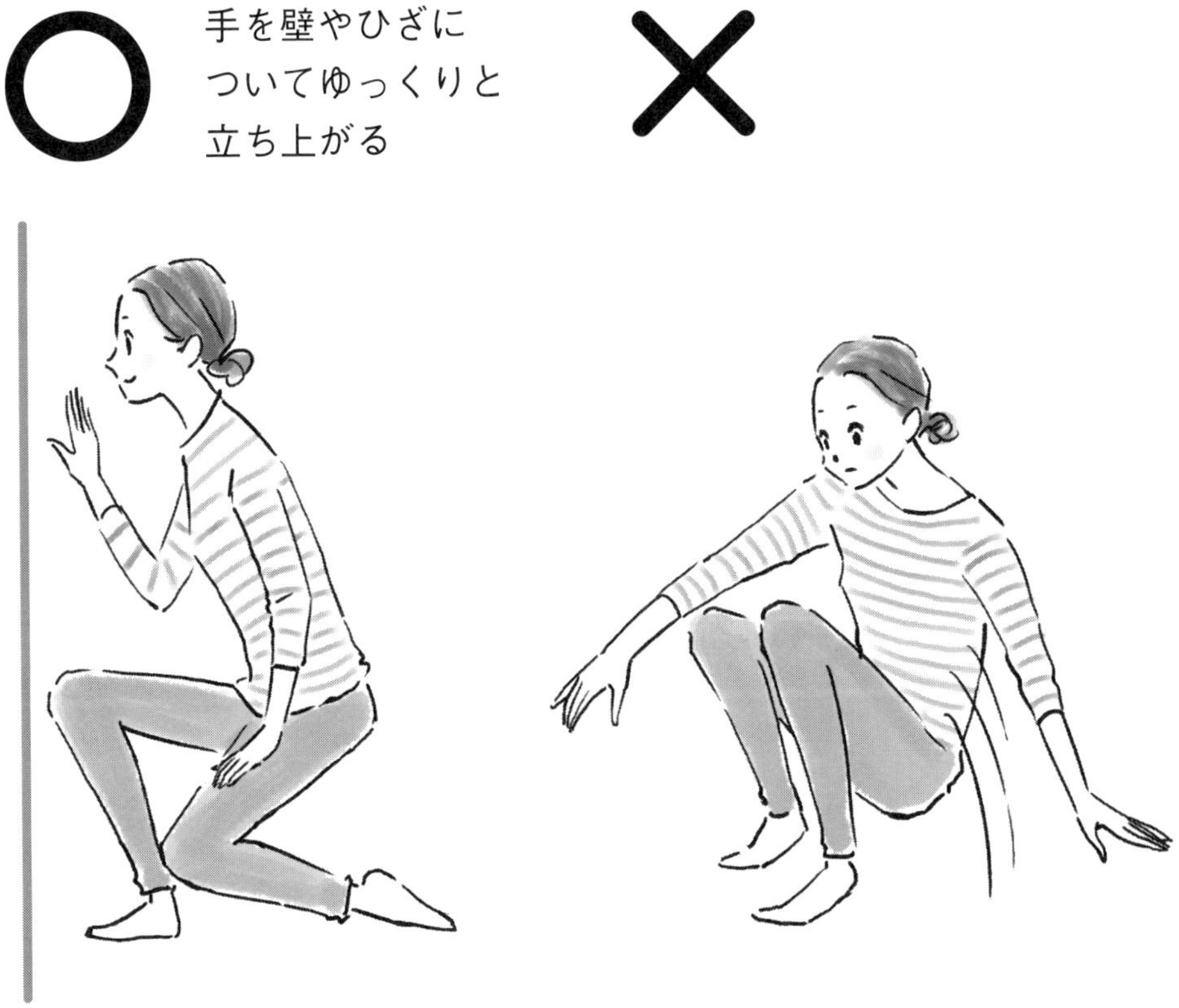
○
手を壁やひざに
ついてゆっくりと
立ち上がる
×

床から立ち上がる

床から立ち上がるとき、自分がどのような動きをしているかを意識したことはありますか？

手を床につき、お尻を上げて、そのまま足腰の力だけを頼りに勢いで無理に立ち上がる人も多いのではないでしょうか。

そもそも手を床につくと、腰がひどく曲がった状態になります。その体勢から足腰の力だけで上半身を起こそうとすると、腰や背中に大きな負担をかけてしまいます。

改善方法として、体の近くにあるものを利用しましょう。たとえば**手は壁についたり、あるいはひざについたりし、起き上がるときは骨盤を起こすようにゆっくりと立ち上がる**と、どこかを痛める可能性が減らせます。

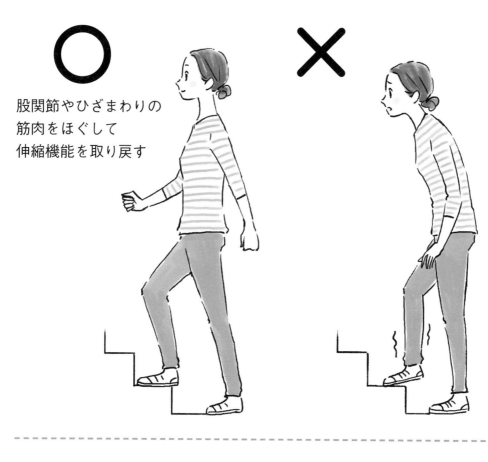

階段の上り下りをする

歳を重ねると筋力が弱まるため、また、若い方でも筋肉痛などによって、階段の上り下りがつらいときがあるでしょう。

その原因は、股関節やひざの可動域が狭まることです。これにより足を動かしにくくなるため、階段の上り下りがスムーズに進まないのです。

まず、改善するためには股関節やひざまわりの筋肉をほぐし、伸縮機能を取り戻すことです。**そうすると可動域が広がって足を上下するのが楽になります**。

それにより地面を蹴る足の力を体全体に伝えられるようになり、階段が上りやすくなります。そして、階段を下りる場合も、ひざがしっかりとしたクッションになってくれるので、楽になります。

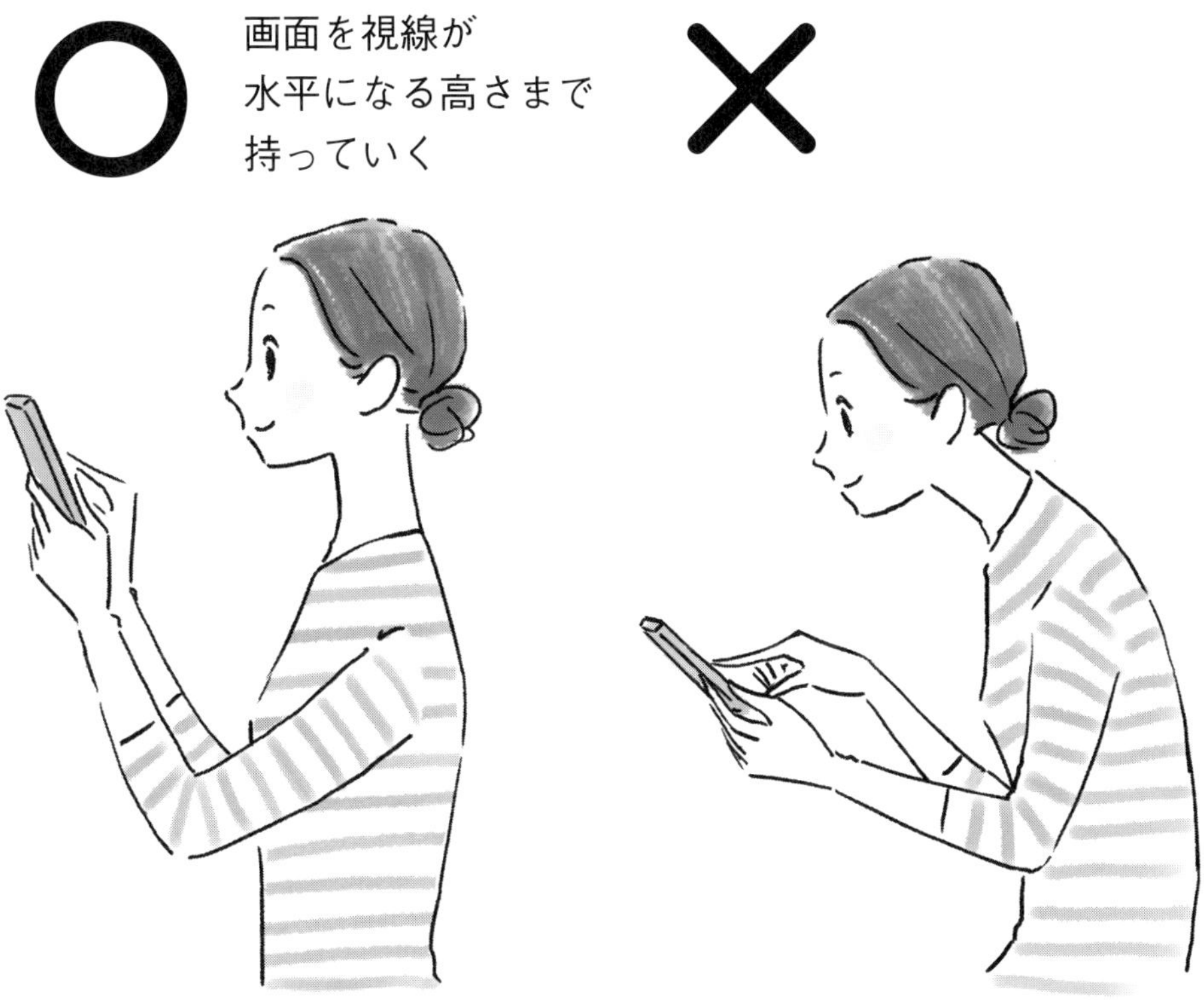
○
画面を視線が
水平になる高さまで
持っていく
×

本・スマートフォンを見る

スマホが広く普及し、多くの人は画面を見る時間が増えました。

これは、動作としては本を読むことと同じ。気づくと顔やあごを突き出したり、頭を下げたりして首にストレスをかけていて、「ねこ背」の大きな要因です。

この姿勢を改善するためにすぐにできる方法の一つは、**画面、または本の高さを変えること**。視線が水平になる高さまで持っていくことが大事です。

また、スマホの画面や本を見続けるとどうしても同じ姿勢を長く続けてしまうため、首や肩周辺の筋肉が固まります。時々でよいので、顔を上げるなどの意識を持つだけでも、首への負担は減らせます。

美姿勢が一生続く「考え方」

姿勢は自分の意識次第で変えられる！

「姿勢が悪くなると気が沈む」

とはよく言ったもので、姿勢は人間の生活に大きな影響を与えています。

このことは、私の院にいらっしゃるたくさんの患者様を診てきたなかで実感していることです。

はじめに来院されたときは視線も下がり、表情が冴《さ》えずに自信がなさそうに話をしていた患者様が、治療後に姿勢がよくなると、視界が開けたのか、表情も明るくなってきちんと自分の意見をはっきりと伝えてくださるようになるのです。このような方を私はこれまでに数多く見てきました。

まず姿勢を正すために大事なことは、何度もお伝えしてきたとおり、**今の自分の姿勢を認識すること**です。

特に40歳を過ぎると少しずつ筋肉量が落ち、自分に対して持っているイメージと大きくギャップが開いてきますが、それに気がつかない方がほとんどなのです。

だからこそ、自身の姿勢を意識することが予防や改善の第一歩であり、本書を読まれた皆様はすでにその一歩を踏み出されているのです。姿勢は自分の意識次第で変えられるということを認識することからスタートしましょう。

心の強張りもほぐれる

「ねこ背」の人と姿勢が正しい人では、見えている景色や世界が違います。

試しに「ねこ背」の特徴を大げさに作った姿勢になって、目の前の景色を眺めてみてください。きっといつもより視界が狭まっているはずです。

毎日、狭い視界だけで生活を送っていれば、なんだか心も沈んできます。ねこ背の原因は筋肉の強張りや凝りですから、体も思うように自由に動かず、そういう日々を過ごしているうちに不調をきたしやすくなり、だんだん心も疲れてきてしまいます。

私の患者様は治療を受けたあと、とても晴れ晴れとした表情で帰宅されます。それはもちろん体をほぐすので、その実感として体が軽くなったこともありますが、何よりも体の不調が改善されたことで、心も軽くなったからです。

私は、「筋肉をほぐす」というより患者様の「心をほぐす」気持ちで、「ねこ背」の原因を見つけ出して丁寧にほぐすことをいつも心がけています。

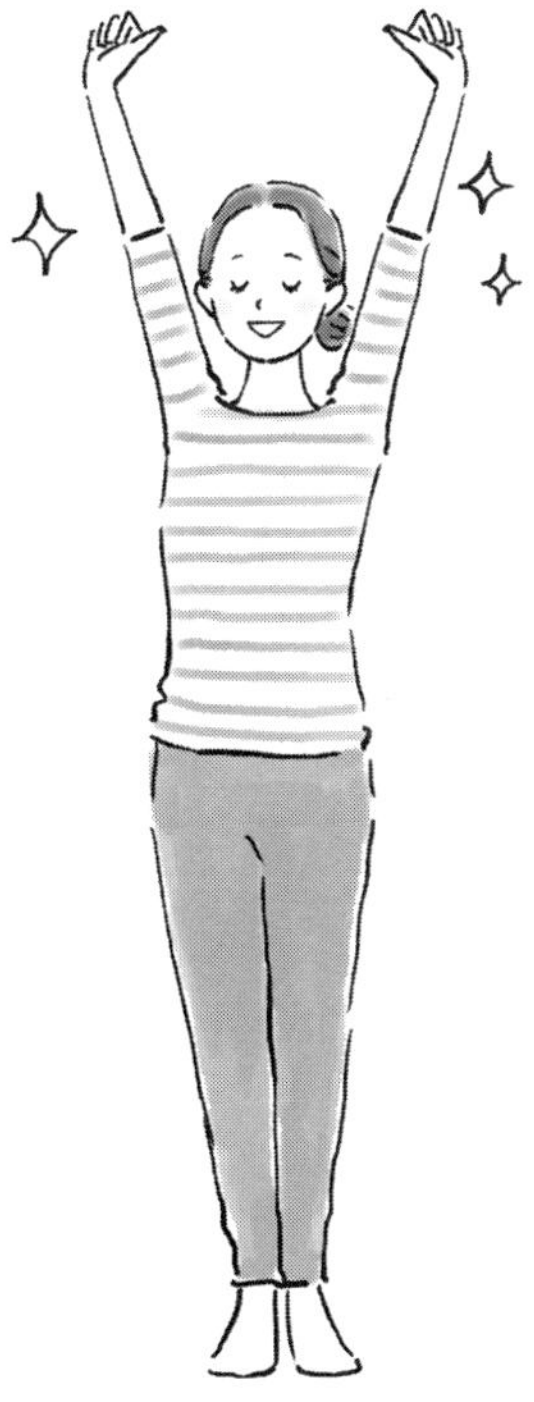

おわりに　自分らしい姿勢で過ごせば明るく生きられる

皆様は「いつ」「どこで」「ねこ背」になっているかを意識したことがありますか？

「最近なんだか首や肩が凝るな」「腰が痛いな」「ひざに痛みを感じるな」「眠りが浅いな」「体がだるいな」……などと感じることがあれば、いつどこでその症状が起こり、何が原因なのかを考えるはずです。

その原因が「ねこ背」であることは多くありますが、「ねこ背」自体に問題意識や症状を感じないと、その原因について振り返ったり考えたりすることは少ないのではないでしょうか。

人は、体に何か症状や問題を感じなければ原因を追究しないのが普通です。そのため、自身が「ねこ背」であることに気づき、意識をしていないと、その原因を振り返らないのは当然のことなのです。

私は患者様を診るとき、コミュニケーションを大切にしています。

体のどこに不調を感じるのかはもちろん、「どんな日常生活を送っていらっしゃるのか」など、普段の何気ない様子もたくさん伺うようにしています。

その理由は、日常生活の過ごし方に「ねこ背」の原因が潜んでいるからです。自身が診断した骨格の歪《ゆが》みや筋肉の凝りなどの症状は、何気なく会話をして分かった患者様の日頃の行動のなかにその原因が隠れていることもあります。

その患者様の日常的な背景をふまえて改善方法を伝えないと、結局のところ「治療→改善→『ねこ背』に戻る」を繰り返してしまい、根本的な治療にはつながりません。

必ずどの患者様にも、「毎日、鏡の前で自分の姿勢チェックをしてください」とお願いしています。無自覚だからこそ、日頃から意識に働きかけなければ、普段からよい姿勢で生活しようとは思いません。

私は、これまでほんの少しの意識と心がけがたくさんの患者様の「ねこ背」を治し、一人ひとりの笑顔が増えてきた事実を見続けています。読者の皆様にも、日々簡単にできる姿勢チェックとストレッチを通して意識と体をぜひ変えていただければと願っております。

本書が皆様の健やかな毎日を支えることに役立てば、これほど幸せなことはありません。私自身も家族、スタッフ、患者様と一緒によい姿勢で明るく希望を持って歩こうと思います。

最後に、本書の刊行にあたり、多大なお力添えをくださった関係者の皆様に、心からお礼を申し上げます。

小林篤史

〈著者紹介〉
小林篤史（こばやし・あつし）
猫背矯正専門治療院 V-Style 代表。株式会社ボディスプラウト代表取締役。一般社団法人日本施術マイスター養成協会代表理事。柔道整復師。鍼灸師。あん摩マッサージ指圧師。施術家と並行して、一般・治療家向けセミナー・講演会講師、治療プログラムクリエイターとして活動。「姿勢から身体を改善させる」をモットーに発案した治療プログラムは、「持続する猫背矯正」として高い評価を得ている。
主な著書に『ねこ背は10秒で治せる！』『一生曲がらない背骨をつくる 姿勢の教科書』（以上、マキノ出版）など多数。

【猫背矯正専門治療院 V-Style】
https://www.v-style.me/

寝たまま10秒　一生持続する「ねこ背矯正ストレッチ」

2020年6月25日　第1版第1刷発行
2022年1月6日　第1版第3刷発行

著　者　小林篤史
発行者　村上雅基
発行所　株式会社PHP研究所
京都本部　〒601-8411　京都市南区西九条北ノ内町11
〔内容のお問い合わせは〕教 育 出 版 部 ☎075-681-8732
〔購入のお問い合わせは〕普及グループ ☎075-681-8818
印刷所　凸版印刷株式会社

ISBN978-4-569-84641-5